WALTHER BIRKMAYER
GOTTFRIED HEINDL

Der liebe Gott ist Internist
oder
Der Arzt in der Anekdote

PAUL NEFF VERLAG · WIEN

Ein Band in der Reihe
KLEINE NEFF-BREVIERE
Hrsg. Karl Andreas Edlinger

Einbandabbildung: Bildarchiv Preussischer Kulturbesitz
„Der Arzt“. Gemälde von Sir Samuel Luke Fildes (1844–1927).
Original: Tate Gallery, London. Foto: John Webb.

ISBN 3-7014-0146-2

Einbandgestaltung: Graupner & Partner, München
Gesetzt aus der Borgis Garamond-Antiqua
Gedruckt und gebunden beim Wiener Verlag, Himberg bei Wien
Hergestellt im Auftrag des Paul Neff Verlages, Wien

Spondebitis igitur,

primum vos huius universitatis, in qua summum in arte medica gradum ascenderitis, piam perpetuo memoriam habituros eiusque res ac rationes, quoad poteritis, adiuturos;

dein honorem eum, quem in vos conlaturus sum, integrum incolumemque servaturos neque umquam pravis moribus aut vitae infamia commaculaturos;

postremo doctrinam, qua vos nunc polletis, cum industria vestra culturos tum omnibus incrementis, quae progrediente tempore haec ars ceperit, aucturos, usum et facultatem vestram ad salutem et prosperitatem hominum studiose conversuros, denique cunctis officiis, quae probum medicum decent, ea qua par est humanitate erga quemcumque functuros esse:

haec vos ex amini vestri sententia spondebitis ac pollicebimini.

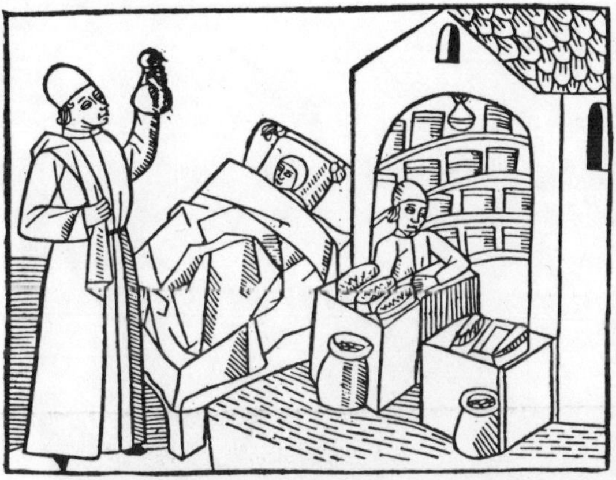

Vorwort

In ferner Zeit, unter den Vorfahren von Hippokrates und Galen, waren Arzt und Priester noch in einer Person vereint. In dem gleichen Maße, in dem sich die Medizin aus der Phase der Suggestion der exakten Naturwissenschaft zuwandte, hat dann der Arzt allmählich seine priesterliche Halbgottfunktion verloren. Heutzutage sind weite Kreise in Politik und Publizität bemüht, das ethische Bild des Arztes zu verdunkeln, ihn auf die Stufe einer Art von Gesundheitsbeamten zu drücken. Diese Haltung ändert sich allerdings meist dann sehr rasch, wenn die Kritiker selbst krank werden. Dann soll sich der Arzt plötzlich wieder seiner Sonderstellung bewußt sein.

Dieses Buch soll aber nicht im Zeichen des „Rosenkäferkomplexes" stehen. Bekanntlich gibt sich ja der Mistkäfer Kurt gegenüber seiner geliebten Biene Maja als Rosenkäfer aus, um größere Bewunderung zu finden. In vielen Büchern über Ärzte und von Ärzten kann man Spuren dieses Komplexes finden. Da werden die Männer im weißen Kittel als Idealfiguren beschrieben, die Tag und Nacht nichts anderes im Sinne haben als das Wohl ihrer Kranken.

Eine Anekdotensammlung ist demgegenüber ausgezeichnet geeignet, uns den Menschen im Arzt näherzubringen. Je weniger Pathos die ärztlichen Aussprüche enthalten, um so tiefer werden sie in die Seele des Patienten dringen.

Zum Schluß noch einen Rat: Es ist mit den Anekdoten so wie mit den Arzneien. Man sollte sie wohldosiert zu sich nehmen.

Walther Birkmayer

VORWORT

Was dem einen sein Rosenkäfer, ist dem anderen sein Goldfisch. Vor vielen Jahren las ich in Winston Churchills Autobiographie „My early life“: „Ein Buch zu schreiben, macht viel Freude. Es umschließt dich rings mit einer unsichtbaren kristallenen Glocke von Gedanken und Beziehungen. In gewisser Weise fühlt man sich wie ein Goldfisch im Glasbehälter; nur daß in diesem Falle der Goldfisch sich den Behälter selbst macht.“

Ich habe dieses Gefühl seither einige Male erleben dürfen, und mit diesem Buch hat es eine Erweiterung und Bereicherung erfahren: Ich war nicht allein in der unsichtbaren kristallenen Glocke von Gedanken und Beziehungen; der Goldfisch hat den Glasbehälter mit einem Gefährten geteilt.

Mein Dank gilt daher meinem Freund, Universitätsprofessor Dr. Walther Birkmayer, ohne den dieses Buch, das in mehr als fünfhundert Anekdoten das Bild des Arztes im Wandel der Zeiten zeigen soll, nicht geschrieben worden wäre.

Es ist ein Bild, das durch Ambivalenz gekennzeichnet ist. Ebenso zahlreich und vielfältig wie das Lob der Ärzte sind Zweifel und Kritik an den Grenzen ihrer Kunst. Der alte Praktiker Ernst Ludwig Heim hat einen Aspekt dieser Ambivalenz in die Worte gekleidet: „Der Arzt hat in den Augen des Kranken ein dreifaches Gesicht: Das eines Engels, wenn er ans Krankenbett tritt, das eines Gottes, wenn er geholfen hat, und das eines Teufels, wenn er die Rechnung schickt.“

Aber nicht nur das, was über die Ärzte gesagt wird, sondern auch das, was sie selbst sagen, ist durch Ambivalenz gekennzeichnet. Unter den Aussprüchen bedeutender Mediziner finden sich viele Beispiele der Menschenliebe und der Einsicht in ein göttliches Walten, aber auch Zeugnisse schockierender Schroffheit und eines Zynismus, der an Menschen- und Gottesverachtung grenzt. Auch hier mag der Ausspruch eines bedeutenden Arztes der Schlüssel zum Verständnis sein. Als dem Internisten Bernhard Naunyn im Alter gesagt wurde, wie sehr die Patienten unter seiner eisigen Distanz gelitten hätten, rief er aus: „Wenn die wüßten, was mich das gekostet hat!"

Unser Buch bemüht sich, diese Ambivalenz sichtbar zu machen und ihr gerecht zu werden.

Sein Motto ist das schöne, zeitlos gültige Wort Hermann Nothnagels: „Nur ein guter Mensch kann ein guter Arzt sein."

Seinen Titel verdankt es dagegen jenem ungenannt bleiben sollenden Chirurgen, der einen Patienten, der seine Heilung der Hilfe Gottes zu verdanken glaubte, selbstbewußt belehrte: „Mein lieber Mann, merken Sie sich eines: Geheilt hat Sie der Chirurg. Der liebe Gott ist Internist . . .!"

Gottfried Heindl

KAPITEL I

Nachtwächter auf dunklen Strassen

oder

DIE FRÜHEN JAHRE DER MEDIZIN

„Die Ärzte bekämpfen Krankheiten, die sie nicht kennen, indem sie Drogen, die sie nicht kennen, in Körper bringen, die sie erst recht nicht kennen.“

Voltaire, 1768

Im Friedrichschor des Stephansdomes in Wien steht ein Grabmal mit der Inschrift:

„Paul von Sorbait, geboren in Wien, starb hierzulande.
Musiker, Redner, Philosoph, Krieger, Arzt, Professor,
Hofarzt, Rector Magnificus, Bettler, Nichts.
Musiker war ich, daß ich den rechten Takt im Leben wahren,
Redner, daß ich das richtige Schlußwort des Lebens finden,
Philosoph, daß ich das Leben verachten,
Krieger, daß ich Hartes erdulden,
Arzt, daß ich im Dienst an anderen mich verzehren,
Professor, daß ich in der Erhöhung anderer mich erniedrigen,
Rector Magnificus, daß ich die alten Vorrechte verteidigen,
Hofmann, daß ich anderen und nicht mir selber dienen lernte.
Aber der bittere Tod,
taub gegen die Weisen des Musikers,
gegen die Wortgewalt des Redners,
gegen die Beweise des Philosophen,
gegen die Drohungen des Kriegers,
gegen die Verschreibungen des Arztes,
gegen die Vorträge des Professors,
gegen die Anwaltschaft des Rektors,
gegen die Selbsterniedrigung des Hofmannes,
raffte mich dahin.
Bitte, bete für mich!“

Diese selbstverfaßte Grabinschrift Paul von Sorbaits, der 1691 als Leibarzt der Kaiserin Maria Eleonora starb, zeugt vom Selbstgefühl der Ärzte längst vergangener Zeiten: Sie waren stolz auf ihre Kunst, aber sie wußten, wo sie endete. Niemand hat dieses Wissen um die Grenzen ärztlichen Könnens schöner formuliert als *Lieutaud*, der Leibarzt Ludwigs XVI., der jedes Lob für seine Leistungen mit den Worten zurückwies: „Ich bin nur ein Nachtwächter auf dunklen Straßen. Ich kenne die Häuser, an denen ich vorübergehe, aber ich weiß nicht, was in ihnen vorgeht."

Trotzdem mangelte es manchen Ärzten nicht an Selbstbewußtsein. Ludwig XIII. ließ den Doktor *Moreau* an sein Krankenbett kommen und sagte ihm: „Behandeln Sie mich aber nicht wie einen gewöhnlichen Patienten!" „Sire", entgegnete Moreau, „ich kann keinen Unterschied machen. Ich behandle alle meine Patienten wie Könige!"

Der nicht minder berühmte *Levret* wurde an den Hof gerufen, um die Dauphine zu entbinden. „Sie werden damit Ihren Ruf begründen", sagte ihm der Dauphin. Gelassen erklärte der Arzt: „Wäre mein Ruf nicht begründet, stünde ich nicht hier."

Vom Selbstbewußtsein zum Zynismus ist oft nur ein Schritt. Der angesehene Pariser Arzt *Dupuytren* wurde von einem Freund gefragt: „Stimmt es, daß gestern einer deiner Patienten, den du wegen eines Herzleidens behandelt hast, an einem Leberleiden gestorben ist?" „Unsinn", wies ihn Dupuytren zurecht. „Wenn ich einen Patienten wegen eines Herzleidens behandle, dann stirbt er auch an einem Herzleiden!"

In einer Gesellschaft unterhielt man sich über Spiritismus, und eine Dame fragte Dupuytren, ob er an die Rückkehr der Geister der Dahingeschiedenen glaube. „Madame“, sagte der Arzt, „wenn ich daran glauben würde, hätte ich längst den Beruf gewechselt.“

Ein beliebtes Gesprächsthema der Pariser Gesellschaft waren die Medikamente, die gerade in Mode waren. Als Doktor *Bouvart* von einer Dame gefragt wurde, ob sie eines dieser neuen Heilmittel nehmen solle, sagte er ihr: „Natürlich, Madame, nehmen Sie es nur. Aber rasch, solange es noch nützt!“

Wenn es um ihn selbst ging, war Bouvart zurückhaltender mit Medikamenten. Als er bei bester Gesundheit seinen siebzigsten Geburtstag feierte, fragte man ihn, wie er es angestellt habe, so rüstig zu bleiben. „Das ist ganz einfach“, erklärte Bouvart. „Ich habe einerseits davon gelebt, Medikamente zu verschreiben, und andererseits davon, nie eines zu nehmen.“

Bouvart, der 1787 starb, wurde im hohen Alter schwachsinnig, tastete nach den Armlehnen der Stühle, um ihnen den Puls zu fühlen, und fragte seinen Ordinationsgehilfen einmal, warum denn keine Patienten mehr kämen. „Monsieur“, beruhigte ihn der treue Diener, „es gibt keine Kranken mehr. Sie haben sie alle geheilt!“

Auch Dr. *Falconet*, der Leibarzt Ludwigs XIV., war ein großer Zyniker gewesen. Im Gespräch mit einem eingebildeten Kranken hatte er feststellen müssen, daß der Patient ausgezeichnet schlief, bei gutem Appetit war und mit Genuß trank, sich also der allerbesten Gesundheit erfreute. „Lassen Sie mich nur machen", sagte Falconet, indem er die Untersuchung beendete. „Das werden wir bald alles geändert haben!"

Als Falconet auf dem Sterbebett lag, waren seine letzten Worte: „Ich werde von drei guten Kollegen überlebt: Wasser, Bewegung und Diät!"

Mit dieser Ansicht stand er nicht allein. So ging der Pariser Arzt *Houauet* gerne in die Küchen seiner reichen Patienten und sagte dem Personal: „Meine Lieben, ich bin euch Dank schuldig. Ohne euch wäre die ganze medizinische Fakultät bald im Armenhaus."

Die Erkenntnis, daß Hunger nicht nur der beste Koch, sondern auch der beste Arzt sei, war schon damals, lange vor der modernen Diätetik, weitverbreitet. Im Examen fragte Dr. *Desgenettes* einen Kandidaten: „Wo beginnt die Verdauung?" „Im Magen", antwortete der Prüfling. „Falsch, mein Lieber", erwiderte Desgenettes. „Sie beginnt in der Küche."

Eine praktische Verbindung zwischen dem Wohlbefinden der Ärzte und dem ihrer Patienten stellte der Chirurg *Lamballe* her. „Ein Drittel dessen, was der Mensch ißt, genügt zum Leben", erklärte er. „Von den übrigen zwei Dritteln leben die Ärzte."

Als die Mode des Aperitifs aufkam, unterhielt man sich darüber in einer Pariser Gesellschaft, und einer der Anwesenden meinte: „Der Aperitif ist ein Mittel, um dem Appetit die Türen zu öffnen." „Das mag sein", meinte der ebenfalls anwesende Dr. *Trosseau*, „aber manchmal ist es gefährlich, die Türe mit dem falschen Schlüssel zu öffnen."

Sir *Samuel Garth,* der Leibarzt des englischen Königs Georg I., saß in fröhlicher Gesellschaft in seinem Klub, als man ihn daran erinnerte, daß er noch fünfzehn Kranke zu besuchen habe. „Für heute ist es genug", wies Sir Samuel den Mahner zurecht. „Neun dieser Kranken sind so übel dran, daß sie kein Arzt mehr zu retten, und die anderen sechs haben eine so gute Konstitution, daß sie kein Arzt umzubringen vermag."

Der irische Arzt *John Abernethy* konnte an seinen Patienten nichts weniger ausstehen, als wenn sie geschwätzig waren. Um so begeisterter war er, als eines Tages eine Frau mit einer Wunde im Gesicht in seiner Ordination erschien und sich zwischen ihm und der Patientin folgender Dialog entspann: „Kratzer?" – „Biß!" – „Katze?" – „Hund!" – „Heute?" – „Gestern!"

Einer weit weniger wortkargen Dame der Gesellschaft sagte Abernethy schließlich: „Strecken Sie die Zunge heraus!" Die Patientin tat, wie ihr geheißen, und Abernethy fuhr fort: „Und jetzt lassen Sie die Zunge draußen, bis ich gesagt habe, was zu sagen ist."

Eine andere Dame, die er wegen eines hysterischen Anfalles behandelt hatte, reichte ihm als Honorar eine Guinea und einen Shilling. Abernethy nahm die Guinea, gab den Shilling der Patientin zurück und sagte: „Dafür kaufen Sie sich eine Springschnur, die Sie jeden Morgen eine halbe Stunde benützen. Das wird Ihnen mehr helfen als alle meine Rezepte."

Ein wohlhabender Nichtstuer bat Abernethy um ein Mittel gegen Gicht. „Leben Sie von einem halben

Shilling im Tag", riet ihm der Arzt, „und verdienen Sie sich diesen halben Shilling!"

Wie viele seiner Kollegen war auch Abernethy der Ansicht, daß unsachgemäße Ernährung die Ursache vieler Beschwerden sei. „Wenn wir jung sind", pflegte er zu sagen, „behandeln wir unseren Magen schlecht. Wenn wir alt sind, rächt er sich und behandelt uns um so schlechter."

Der Londoner Arzt Dr. *John Hill*, der sich auch literarisch betätigte, wollte in die Königliche Akademie der Wissenschaften aufgenommen werden, war aber abgewiesen worden. Er beschloß sich zu rächen und schickte der Akademie unter dem angenommenen Namen eines Arztes in der Provinz einen Heilungsbericht, in dem es hieß: „Ein Matrose brach ein Bein. Zufällig war ich gegenwärtig. Ich fügte die Teile des zerbrochenen Beines zusammen, und nachdem ich sie mit Bindfaden umwickelt hatte, begoß ich sie fleißig mit Teerwasser. In kurzer Zeit spürte der Matrose die Wirkung des Mittels und bediente sich seines Beines wie zuvor." Da damals eben das Buch eines angesehenen Arztes über die heilende Wirkung von Teerwasser erschienen war, wurde Hills erstaunlicher Bericht in einer der Sitzungen der Akademie verlesen und diskutiert. Bald darauf traf im Präsidium der Akademie allerdings ein zweiter Brief ein, in dem es hieß: „In meinem letzten Schreiben habe ich vergessen, darauf hinzuweisen, daß das gebrochene Bein des Matrosen ein Holzbein war."

Einer der berühmtesten Kritiker der ärztlichen Kunst war Friedrich der Große, der bereits in der Schrift „De la littérature allemande" seinen Freunden den Rat gegeben hatte, wenn sie krank seien, nicht einen jungen, unerfahrenen Arzt zu nehmen, sondern einen, „der schon mehr als einen Kirchhof“ angefüllt habe. Als dem alten Fritz der hannoversche Leibarzt *Johann Georg Ritter von Zimmermann* vorgestellt wurde, fragte er ihn prompt: „Wie viele Kirchhöfe hat Er schon angefüllt?“ Würdevoll entgegnete Zimmermann: „Nicht so viele wie Eure Majestät und mit viel weniger Ruhm.“

Als Prinz Ferdinand, der Bruder des Preußenkönigs, in Breslau an Lungenentzündung erkrankte, wurde er von Dr. *Balthasar Ludwig Tralles* behandelt. Friedrich der Große besuchte seinen Bruder, der sich bereits auf dem Wege der Besserung befand, und richtete bei dieser Gelegenheit wieder an den behandelnden Arzt die gewohnte Frage: „Wie groß ist der Friedhof, den Er angefüllt hat?“ „Mein Friedhof ist sehr klein, Majestät“, antwortete Tralles. „Wie hat Er das gemacht?“ wollte der König wissen. „Ganz einfach“, erwiderte der Arzt. „Wenn es um einen Patienten schlecht stand, zog ich einen älteren, erfahreneren Kollegen zu Rat. Starb der Kranke dennoch, dann war es jedenfalls nicht mein Friedhof, auf den er kam.“

Auch die Schriftsteller trieben ihre Scherze mit der Medizin. So schrieb *Molière* für seinen „Malade imaginaire“ folgenden Dialog zwischen dem Apotheker Fleurant und Berald, den Bruder des eingebildeten Kranken Argan:

Fleurant: „Was mischen Sie sich ein und opponieren ärztlichen Verordnungen und wollen den Herrn verhindern, mein Klistier zu empfangen?“

Berald: „Gehn Sie, mein Herr; man merkt, daß Sie es nicht gewöhnt sind, Gesichter vor sich zu sehen.“

Ludwig Aurbacher, dem die Literaturgeschichte die Aufzeichnung der Geschichte von den Sieben Schwaben verdankt, hat in seinem Traktat „Von Ärzten“ folgende Begebenheit erzählt: „Ein Quacksalber wollte einem Hufschmied vom Fieber helfen. Es wurde aber täglich schlimmer, so daß der Mann ganz von Kräften kam. Da fiel dem Kranken ein, er wolle einmal wieder nach Herzenslust Sauerkraut essen. Und er aß und wurde besser. Als dies der Quacksalber erfuhr, schüttelte er den Kopf, mußte es aber doch gut sein lassen; und er trug in sein Arzneibuch ein: ‚Sauerkraut gut für's Fieber.‘ Nicht lange darauf geschah, daß ein Schneider das Fieber bekam. Dem verordnete der Quacksalber sogleich Sauerkraut. Und der Schneider starb. Der Quacksalber schüttelte den Kopf, mußte den Schneider aber doch tot sein lassen. Und er schrieb in sein Rezeptbuch: ‚Sauerkraut gut für Hufschmiede, aber nicht für Schneider.‘“

Der Satiriker *Georg Christoph Lichtenberg* empfahl seinen Zeitgenossen ein unfehlbares Mittel gegen Gicht: „Nimm das Taschentuch eines Mädchens, das noch nie den Wunsch hatte zu heiraten, wasche es dreimal im Graben eines rechtschaffenen Müllers, trockne es im Garten eines kinderlosen protestantischen Pfarrers, zeichne es mit der Tinte eines Advokaten, der noch niemals eine ungerechte Sache verteidigte, übergib es einem Arzt, der noch nie einen Patienten tötete, und laß das kranke Glied verbinden!“

Alexandre Dumas schrieb dem bekannten Marseiller Arzt Dr. Gistel in sein Gästebuch:

„Seit Dr. Gistel als Arzt beflissen,
Um den Gesundheitszustand der Stadt zu bessern,
hat man das Hospital als überflüssig abgerissen . . .“

Hier hielt Dumas ein und sah seinen geschmeichelt dreinblickenden Gastgeber lange an, ehe er die letzte Zeile schrieb:

„... und ging sofort daran, den Friedhof zu vergrößern!"

Samuel Hahnemann, der Vater der Homöopathie, war ursprünglich Irrenarzt gewesen. Der Herzog von Sachsen-Coburg stellte ihm einige Räume seines Jagdschlosses bei Gotha zur Einrichtung einer Heilanstalt zur Verfügung. In einer Zeit, in der man die Irren noch einsperrte, ankettete und prügelte, versuchte Hahnemann sie mit fortschrittlicheren Methoden zu behandeln. Trotzdem blieb der erwartete Zuspruch aus, so daß man in Gotha schließlich spottete: „Wie viele Irre hat der Dr. Hahnemann? – Nur einen, und das ist er selbst!"

Die wahrhaft Großen unter den Ärzten waren über Spott erhaben. Als der berühmte *Hermann Boerhave* in Leiden starb, hinterließ er ein versiegeltes Päckchen mit der Aufschrift: „Die einzigen und tiefsten Geheimnisse der ärztlichen Kunst." Ein Engländer ersteigerte es für zehntausend Gulden und fand darin einen Zettel, auf dem stand: „Halte den Kopf kühl, die Füße warm und den Leib offen! Dann kannst du aller Ärzte spotten!"

Boerhaves Schüler *Gerhard van Swieten* wurde von Kaiserin Maria Theresia nach Wien berufen, um das Gesundheitswesen zu organisieren. Als Leibarzt versuchte er vergeblich, die Monarchin, die mit zunehmendem Alter auch an Umfang zunahm, zur Mäßigung beim Essen zu bewegen. Nachdem alle Vorstellungen nichts gefruchtet hatten, erschien van Swieten eines Tages bei der Hoftafel mit einem

Eimer. Er nahm gegenüber der Kaiserin Platz und warf von jeder der zahlreichen Speisen, die sich Maria Theresia zu Gemüte führte, ein Stück in den Eimer. Schließlich hielt er das gefüllte Gefäß der Monarchin entgegen und sagte: „Majestät! So wie in diesem Eimer sieht es nun in Ihrem Magen aus!"

Van Swieten hatte nicht verhindern können, daß die kaiserliche Familie an Blattern erkrankte. In Wien zirkulierte daraufhin ein Flugblatt, das einen großen Ochsenkopf mit den Zügen des Arztes, flankiert von je einem kleineren Ochsenschädel, zeigte. Das Blatt trug die Inschrift:

„Der in der Mitten,
das ist der van Swieten."

Maria Theresia schätzte aber van Swieten sehr. Als er am 18. Juni 1772 starb, schrieb sie am selben Tag an Erzherzog Ferdinand: „Der Verlust, welchen ich diesen Nachmittag durch van Swietens Tod erleide, kehrte alle Anlässe zur Freude in ihr Gegenteil um. Ich gestehe, ich bin untröstlich, und wenn er auch hoffnungslos darniederlag, solange er lebte, hatte ich ihn doch noch."

Einer der Schüler van Swietens war *Leopold Auenbrugger,* der Entdecker der Perkussion.

Als Sohn eines Wirtes hatte er schon frühzeitig erkannt, daß gefüllte Fässer beim Beklopfen anders klangen als leere. Außerdem verfügte er über ein feines Gehör, war sehr musikalisch und hatte sogar den Text zu einer komischen Oper von Salieri geschrieben. Als er 1760 seine „Neue Erfindung, um durch Beklopfen des menschlichen Brustkorbes Zeichen zur Erkennung verborgener Krankheiten der Brusthöhle zu gewinnen" veröffentlichte, schrieb er im Vorwort: „Weder Sucht zu schriftstellern, noch übermäßiger Spekulationstrieb, sondern einfache siebenjährige Beobachtung bestimmte mich, das in bezug auf diesen Gegenstand Entdeckte zu regeln, zu ordnen und herauszugeben. Wohl habe ich vorausgesehen, daß ich mit der Veröffentlichung meiner Erfindung auf nichts weniger als unbedeutende Klippen stoßen werde. Denn nie hat es noch Männern, die in Wissenschaft und Kunst durch ihre Erfindung neues Licht oder Vervollkommnung brachten, an dem Gefolge des düsteren Genossen des Neides, der Mißgunst, des Hasses, der hämischen Verkleinerung, ja selbst der Verleumdung gefehlt."

Das waren prophetische Worte. Als ein Kollege Auenbruggers erstmals von der Möglichkeit hörte, durch Abhorchen des Brustkorbes Krankheiten entdecken zu können, rief er indigniert aus: „Was soll dieser Unsinn? Seit wann macht eine Lungenentzündung Musik?"

In die Fußstapfen van Swietens als Organisator des österreichischen Gesundheitswesens trat *Johann Peter Frank,* der an der Heidelberger Universität zum Doktor der Medizin promoviert worden war. Frank hatte das System der „Medizinischen Polizei" aufgestellt. Der erste Band dieses umfangreichen Werkes erschien im Jahre 1779 und enthielt u. a. folgende Verhaltensregel: „Die Obrigkeit kann mit Recht die Dauer der Bälle, auch wegen der Gesundheit der Gesellschaften bestimmen; sie wird mit vielem Vorteile ein Verbot auf gewisse allzuheftige Tänze, auf das sogenannte Walzen u. dgl. legen; sie wird den Eltern und Anverwandten verbieten, ihre Töchter ohne Aufsicht oder zu gewissen unsicheren Zeiten zu so heftigen Lustbarkeiten zu lassen; und sie muß das Auseinandergehen der Tanzgesellschaften ehe wenigstens eine halbe Stunde nach dem Tanzen ruhig verflossen sei, untersagen; besonders aber jedermann, vorzüglich junge Mädchen, mit den Folgen eines Fehlers wider solche Anstalten bekannt machen lassen."

Frank fand williges Gehör bei *Joseph II.*, dessen Reformen von dem Motto geleitet wurden: „Alles für das Volk, nichts durch das Volk." Als Frank freilich vorschlug, zur besseren Kontrolle der Prostitution Bordelle einzurichten, erwiderte ihm der Monarch: „Da brauche ich nur über ganz Wien ein Dach zu spannen, und das Bordell ist fertig."

Auch als Patient war Joseph II. eigenwillig. Als man ihm wegen einer schweren Erkältung nahelegte, sich nicht zur Armee zu begeben, die gegen die Türken auf dem Balkan kämpfte, meinte er: „Es ist doch gleich, ob ich in Wien oder in Semlin huste."

Die besondere Fürsorge Josephs II. galt dem von ihm geschaffenen Allgemeinen Krankenhaus in Wien, und nach längeren Bemühungen gelang es ihm, Frank zur Übernahme der Leitung dieser Anstalt zu bewegen. Der Betrauung war der folgende Dialog vorangegangen: Der Kaiser: „Wie gefällt Ihnen das Spital?" Frank: „Vortrefflich, es versöhnt mich mit dem Begriff eines großen Krankenhauses!" Der Kaiser: „Was haben Sie an einer großen Anstalt auszusetzen?" Frank: „Daß ein so großes Uhrwerk nur selten geht!" Der Kaiser: „Es geht aber doch!" Frank: „Freilich, es hat ja auch ein mächtiges Gewicht, das es in Gang setzt!"

Als Frank todkrank daniederlag, standen an seinem Bett nicht weniger als acht Ärzte. Er maß die Kollegen mit einem langen Blick und sagte: „Mir fällt die Geschichte von dem französischen Grenadier auf dem Schlachtfeld von Wagram ein, der von acht Kugeln getroffen worden war. ‚Sapperment!' rief er. ‚Acht Kugeln braucht man also, um einem französischen Grenadier das Leben zu nehmen!'"

Franks Zeitgenosse war der in Wien praktizierende Gynäkologe *Johann Lukas Boer,* der stolz von sich behauptete: „Ich habe da begonnen, wo es noch keine Geburtshilfe gab." In einem Gesundheitstaschenbuch für das Jahr 1801 machte sich Boer über die damals vorherrschende Mode des Purgierens, Aderlassens und Fastens mit dem folgenden Spottgedicht lustig:

„Wenn matte Kranke sich voll Ekel oft erbrechen,
Was hat der Arzt zu tun? Sie stracks noch mehr zu schwächen.
Wenn sich der Lebensquell, den die Natur uns gab,
Des Jünglings Lung entstürzt? Zupft hurtig Blut ihm ab.
Und wenn auch dies noch nicht der Adern rasche Fluten
zu bändigen vermag? So muß er wieder bluten.
Kurz, wünscht ihr ernstlich lang auf diesem Erdenkreis
zu leben, so vernehmt die sicherste Methode:
Erbrechet Euch, purgiert, zapft Blut ab, treibet Schweiß,
Und hungert Euch zu Tode."

Nachfolger Franks war der Staatsrat *Freiherr von Stifft,* der unter Kaiser Franz, dessen Leibarzt er war, das Gesundheitswesen reglementierte und sich als Feind aller Neuerungen erwies. Er war auch kein sehr guter Arzt. Als während einer schweren Erkrankung des Kaisers Bulletins angeschlagen wurden, die Stiffts Unterschrift trugen, wurde von unbekannter Hand daneben geschrieben: „Siehe Technologisches Lexikon, Stift.“ Schlug man dort nach, konnte man lesen: „Stift ist ein Nagel ohne Kopf.“

Franz Grillparzer machte sich über Stifft und dessen mächtigen Zeitgenossen, den Hofrat Gentz, in einem Spottvers lustig:
„Dort tönt kein Wort durch späherwache Lüfte,
Scheu kriecht das Denken selbst in sich zurück,
Die Brust vernieten krummgebogne Stiffte,
Und gentzlich stumpf, gilt dort für ganzes Glück.“

Als die Wiener Gesundheitsbehörde die Schädellehre Franz Galls verbot, bewies sie insoferne Humor, als ihr Edikt mit den Worten begann: „Die Vorlesungen werden untersagt, da über diese neue Kopflehre, von welcher mit Enthusiasmus gesprochen wird, vielleicht manche ihren eigenen Kopf verlieren dürften.“

Fürst Metternich, der wie kein Zweiter das vormärzliche System verkörperte, liebte medizinische Vergleiche. So erklärte er einmal: „Es steht mit verpfuschten Affären ähnlich wie mit schlecht behandelten Krankheiten; sie verschlimmern sich in dem Maß, in dem die Widerstandskräfte sich verringern.“ Bei anderer Gelegenheit sagte er: „In einer großen gesellschaftlichen Krise kann das Volk nicht Arzt und Patient zugleich sein.“ Und als ihn der russische Zar bei einem Besuch in Wien fragte, was er von der Türkei, „dem kranken Mann am Bosporus“, halte, erwiderte Metternich: „Wenden sich Eure Majestät an den Arzt oder an den Erben?“

In Berlin war an der Wende vom 18. zum 19. Jahrhundert der weitaus populärste Arzt *Ernst Ludwig Heim,* genannt „der alte Heim", dem ein anonymer Zeitgenosse den schönen Vers gewidmet hat:

„Ein jeder meint, er wär nie krank gewesen,
wenn er nur mit dir spricht.
Wo du erscheinst, da sind sie schon genesen,
so froh macht dein Gesicht."

Heim hatte bescheiden als Arzt in Spandau begonnen und später die Anfänge seiner ärztlichen Tätigkeit so geschildert: „Vormittag kam ja hin und wieder mal ein Patient, aber am Nachmittag ließ es dann immer erheblich nach."

Aus Spandau führte der Weg nach Berlin, wo Heim zu einem der gesuchtesten Ärzte wurde. Seinen beruflichen Aufstieg hat er am Beispiel seiner Schreibtische sehr anschaulich geschildert: „Mein erster Schreibtisch in Spandau kostete 18 Groschen. Dann kaufte ich mir einen um drei Taler, mit dem bin ich nach Berlin übersiedelt. Es folgten Schreibtische um 12 und später um 64 Taler, und heute, nach 24jähriger ärztlicher Praxis, sitze ich an einem Schreibtisch, der 200 Taler gekostet hat."

Heim hielt von sechs bis acht Uhr früh und von acht bis zehn Uhr abends Sprechstunde. Außerdem machte er bis zu achtzig Krankenbesuche pro Tag, war oft neun bis zehn Stunden in Berlin unterwegs und konnte dieses immense Arbeitsprogramm nicht zuletzt dank seines tüchtigen Kutschers leisten, dem er folgenden Nachruf widmete: „Am 28. Oktober 1788 starb mein alter Kutscher Lumpe, nachdem er einige Tage zuvor eine hohe Treppe heruntergefallen war. Im letzten halben Jahre seines Lebens war er selten nüchtern. Ungeachtet dieses Fehlers und seiner vielfachen Veruntreuungen war ich ihm wegen seiner Dienstfertigkeit, seiner Geschicklichkeit im Fahren und seiner genauen Bekanntschaft mit der ganzen Stadt dennoch gewogen, und sein Tod ist mir empfindlich gewesen. Könnte es seinem Leichnam angenehm sein, würde ich ihn noch mit Branntwein waschen lassen."

Die Schlagfertigkeit Heims war legendär. Einmal wurde er von einer Gräfin konsultiert, die ihm vortrug: „Mein Hausarzt hat mir empfohlen, am Morgen ein Glas kaltes Wasser zu trinken, dann eine Tasse Kaffee und anschließend wieder ein Glas Wasser. Nun stellen Sie sich vor, Herr Doktor, heute früh habe ich den Kaffee und nachher das Glas Wasser getrunken, aber in meiner Zerstreutheit habe ich auf das Wasser vor dem Kaffee vergessen. Kann mir das schaden, lieber Herr Geheimrat?" „Gräfin", erwiderte Heim mit ernstem Gesicht, „am besten ist, Sie fahren nach Hause und lassen sich ein Klistier mit kaltem Wasser geben. Dann ist der Kaffee wieder in der Mitte!"

Eine andere adelige Dame kam zu Heim, der am Schreibtisch saß, mit dem Ausstellen eines Rezeptes beschäftigt war und flüchtig aufblickend lediglich sagte: „Bitte, nehmen Sie einen Stuhl." „Entschuldigen Sie", sagte die Patientin empört, „ich bin Gräfin!" Heim darauf ungerührt: „Dann nehmen Sie zwei Stühle!"

Einer geschwätzigen Berliner Hofschauspielerin sagte Heim, daß ihr nichts fehle und sie lediglich Ruhe brauche. Indigniert erklärte die Tragödin: „Aber sehen Sie doch wenigstens meine Zunge an."

„Die braucht in erster Linie Ruhe“, belehrte sie Heim.

Eine biedere Frau aus dem Volke erzählte ihm, daß sie sich als Hausmittel gegen Kopfschmerzen immer Sauerkraut auf das Haupt lege. „Famos“, sagte Heim. „Aber vergessen Sie nicht, eine Bratwurst dazuzulegen, damit es hilft.“

„Was bedeutet es, wenn man eine kalte Nase hat?“ fragte ihn eine Patientin. „Beim Hund bedeutet es Gesundheit“, meinte Heim. „Was es bei einer Gans bedeutet, weiß ich nicht.“

Heims Grobheiten bekamen nicht nur weibliche Patienten zu hören. Einem Offizier, der ihn wegen eines hartnäckigen Hustens aufsuchte, erklärte er: „So ein Husten kommt entweder aus der Lunge oder vom Saufen. Über Ihre Lunge kann ich Sie beruhigen.“

Ein wohlhabender Berliner Bürger ließ sich einen Zahn ziehen, wofür Heim 30 Taler verlangte. „Dreißig Taler für ein paar Sekunden Arbeit?“ fragte der Patient. „Wenn Sie wollen, kann ich den Zahn ja auch ganz, ganz langsam ziehen“, erwiderte Heim.

Studenten wollten seinen Ruf als Diagnostiker auf die Probe stellen. Einer von ihnen legte sich ins Bett und heuchelte Krankheit. Der herbeigeholte Heim besah ihn kurz und sagte: „Zunge heraus! Weiter! Noch weiter!“ Dann drehte er sich um und meinte: „So, und jetzt kannst du mich mal!“

Ein Kurpfuscher redete Heim hartnäckig als Herr Kollege an, was sich der Arzt mit den Worten verbat: „Mit dem gleichen Recht könnte ein Tischler zu einem Optiker ‚Herr Kollege' sagen, weil beide Brillen anfertigen."

In einer Gesellschaft wurde ein Arzt mit den Worten gepriesen: „Er ist ein sehr braver Mann. Seine Patienten müssen meist kein Honorar zahlen." „Das mag sein", erkärte Heim. „Das Honorar zahlen die Hinterbliebenen."

Im hohen Alter fand Heim so wie sein Kutscher Lumpe zunehmenden Gefallen am Alkohol. Einmal wurde er spät in der Nacht aus einer trinkfreudigen Runde an das Bett eines Kranken gerufen, wollte dessen Puls fühlen, ergriff statt dessen seine eigene Hand und sagte nach einiger Zeit: „Dem Manne fehlt nichts. Er ist nur total besoffen!"

Hinter Heims Grobheit verbarg sich viel Güte, die manchmal in Widerstreit mit seinem beruflichen Ehrgeiz geriet. So schrieb er eines Tages an einen Freund: „Da habe ich eben einen rechten Ärger und aus demselben Grund Anlaß einer rechten Freude gehabt. Ich hatte nämlich einen Menschen ärztlich behandelt, und war sein Zustand von der Art, daß er nach meiner Überzeugung in kürzester Zeit sterben mußte. Dennoch ist er wieder genesen und läuft nun munter in den Straßen umher. Nun ärgert mich es infam, wenn ich ihn sehe. Freilich, als Mensch freue ich mich, daß ich mich geirrt habe."

Je älter er wurde, desto schwerer fiel es Heim, sich die Namen seiner Patienten zu merken. So begegnete er eines Tages dem Hofprediger Schleiermacher und herrschte ihn an: „Wie heißen Sie? Wer sind Sie?" Nach einer verdutzten Pause antwortete

Schleiermacher mit freundlichem Lächeln: „Ich heiße Heim und bin ein hochberühmter Arzt.“ Worauf ihn Heim, ebenfalls nach einer verdutzten kleinen Pause, zurechtwies: „Quatsch. Sie heißen Schleiermacher und wollen ein berühmter Philosoph sein!“

Die schönste aller Anekdoten vom alten Heim hat Zelter in einem Brief an Johann Wolfgang von Goethe überliefert. Er schrieb: „Unser Hufeland stellte den alten Heim zur Rede über den häufigen Gebrauch des Arseniks, besonders auch über den Schaden, den junge Ärzte, seinem Beispiel folgend, anrichten könnten. ‚Wie wollen Sie, lieber Freund, es an jenem Tage bei Gott verantworten können, wenn er Ihnen Rechenschaft darüber abfordert?‘ Heim erwiderte: ‚Was ich sagen werde? Ich werde ihm sagen: Alter Junge, das verstehst du nicht!‘“

Berühmt für seine Schlagfertigkeit war auch *Giovanni Raiberti,* der in der ersten Hälfte des 19. Jahrhunderts in Mailand wirkte, und vor dessen scharfer Zunge niemand sicher war. So sprach man in einer Gesellschaft von einem Arzt, der als Scharlatan galt und von dem einige Anwesende sogar meinten, er besitze gar kein Diplom. „Kein Diplom?“ rief Raiberti mit geheucheltem Entsetzen. „Und er erlaubt sich dennoch, Menschen umzubringen?“

Dic Mailänder Apotheker gaben ein Festessen, bei dem Raiberti eine Tischrede hielt, in der er sagte: „Ich war einmal in einer Apotheke, als ein Bauer mit einem Rezept eintrat. Der Apotheker präparierte das Medikament und reichte es dem Kunden mit den Worten: ‚Das macht fünf Lire!‘ Da warf der Bauer zehn Centesimi auf den Tisch und lief davon. Der Gehilfe des Apothekers wollte ihm nachlaufen, wurde aber von seinem Herrn mit den Worten zurückgehalten: ‚Laß nur! Ich verdiene ja noch immer fünf Centesimi daran!'"

Eine Patientin, der Raiberti auf ihr Drängen eine Medizin verschrieben hatte, fragte: „Wieviel Löffel täglich?" Darauf Raiberti mit todernstem Gesicht: „So wenig wie möglich!"

Während der Französischen Revolution hatten Ärzte Karriere gemacht, die diese Berufsbezeichnung kaum verdienten. Vor allem der Pariser Mediziner *Francois Thiéry* war von geradezu sprichwörtlicher Ignoranz. Bei einem Gang durch das Spital, das er betreute, fühlte er einem Patienten den Puls und sagte: „Ich habe den Eindruck, daß es dem Manne heute viel besser geht als gestern." „Ja, Bürger", erwiderte der Krankenwärter, „es ist aber nicht mehr derselbe. Der von gestern ist gestorben. Jetzt liegt ein anderer im Bett." „Richtig, richtig", sagte Thiéry im Weitergehen, „also geben Sie ihm Kamillentee."

Während des Feldzuges des jungen Napoleon Bonaparte in Ägypten waren mehrere Soldaten an Pest erkrankt. Um ihre Qualen zu beenden und die Gefahr der Ansteckung zu mildern, schlug Napoleon dem Militärarzt *Desgenette* vor, den Soldaten durch Opium zu einem raschen und schonenden Tode zu verhelfen. Desgenettes würdige Antwort: „Mein General, wir sind da, die Kranken zu heilen, nicht aber, sie zu töten!"

Der weitaus bedeutendste Arzt Frankreichs am Beginn des 19. Jahrhunderts war *Jean Nicolas Corvisart.* Dem Vorbilde der Wiener Schule van Swietens folgend, deren Werke er ins Französische übersetzte, wurde er zu einem Wegbereiter der klinischen Medizin. Seine Beobachtungsgabe war unübertrefflich. Bei einem Gang durch ein Museum blieb er vor einem Porträt stehen, betrachtete es sorgfältig und gab dann die Diagnose, die sich bei Überprüfung als zutreffend erwies: „Wenn der Maler richtig gesehen hat, muß sein Modell an einer Herzkrankheit gestorben sein."

Corvisart weilte zu Besuch in einem nordfranzösischen Badeort. Beim Umkleiden in der Kabine am Meeresstrand hörte er aus der Nachbarkabine ein Husten, das ihn auf ein beginnendes Lungenleiden schließen ließ. Als er aus seiner Kabine trat, begegnete er dem Nachbarn, einem prächtig gebauten, muskulösen Riesen von fast zwei Meter Größe. Corvisart sprach ihn an: „Mein Herr, ich bin Arzt. Wenn ich mir einen Rat erlauben darf: Achten Sie auf Ihren Husten! Noch scheint er harmlos zu sein, aber er könnte sich verschlimmern." „Unsinn", erwiderte der Mann. „Ich bin kerngesund. Der Husten hat nichts zu besagen." Damit war die Angelegenheit zunächst erledigt. Als Corvisart einige Monate später abermals in den Badeort kam, teilte man ihm mit, daß der Mann gestorben sei. „Woran?" fragte der Arzt. „An einem Lungenleiden!" lautete die Antwort. Wenn Corvisant diese Begebenheit erzählte, pflegte er am Schluß jeweils zu sagen: „Sehen Sie, das sind die Dinge, die einem Arzt Freude machen!"

Napoleon, dessen Leibarzt er 1807 wurde, bewunderte ihn und sagte einmal: „Ich glaube nicht an die Medizin, aber ich glaube an Corvisart!"

Nach der Beendigung der Napoleonischen Kriege verlieh die Universität Oxford Marschall *Blücher* ein Ehrendoktorat. Der alte Soldat nahm die ungewohnte Ehrung mit den Worten entgegen: „Wenn ich Doktor bin, dann müßt Ihr den Gneisenau zum Apotheker machen, denn der hat die Pillen gedreht, die ich dem Napoleon gegeben habe."

Auch die Berliner Universität machte Blücher zum Ehrendoktor. Beim Festbankett trank ihm daraufhin der alte Heim mit den Worten zu: „Dem Doktor unter den Feldmarschällen!" Blücher erhob ebenfalls sein Glas und erwiderte artig: „Dem Feldmarschall unter den Doktoren!"

Feldmarschälle gab es zwar nicht unter den Doktoren, dafür aber Generäle. Der Leibarzt Friedrich Wilhelms IV. war der Generalstabsarzt *Johann Wilhelm von Wiebel*, der sich daran gewöhnt hatte, beim alljährlichen Ordensfest eine Auszeichnung zu erhalten. Am Tage des letzten Ordensfestes vor seiner Pensionierung im Jahre 1846 erschien Wiebel zur Morgenvisite im Schloß und wurde vom König mit den Worten begrüßt: „Wir sehen uns ja heute abend beim Ordensfest!" Mürrisch erwiderte der Generalarzt: „Da gehe ich nicht hin. Ich habe ja nischt gekriegt!" „Nichts gekriegt?" fragte der König verwundert. „Das ist ja nicht möglich. Dort liegt die Ordensliste, geben Sie mal her. Da muß ich doch gleich nachsehen." Friedrich Wilhelm studierte die Liste sorgfältig und meinte schließlich: „Tatsächlich! Sie haben nichts gekriegt! Na, da gratuliere ich, da brauchen Sie ja tatsächlich nicht hinzugehen!"

Der Berliner Chirurg *Adolf von Bardeleben*, der Vater des bekannten Anatomen, hielt nicht viel von Ärzten in Uniform. So fragte er einen angehenden Militärmediziner im Examen: „Sie sind im Manöver und es wird Ihnen gemeldet, daß sich das Pferd

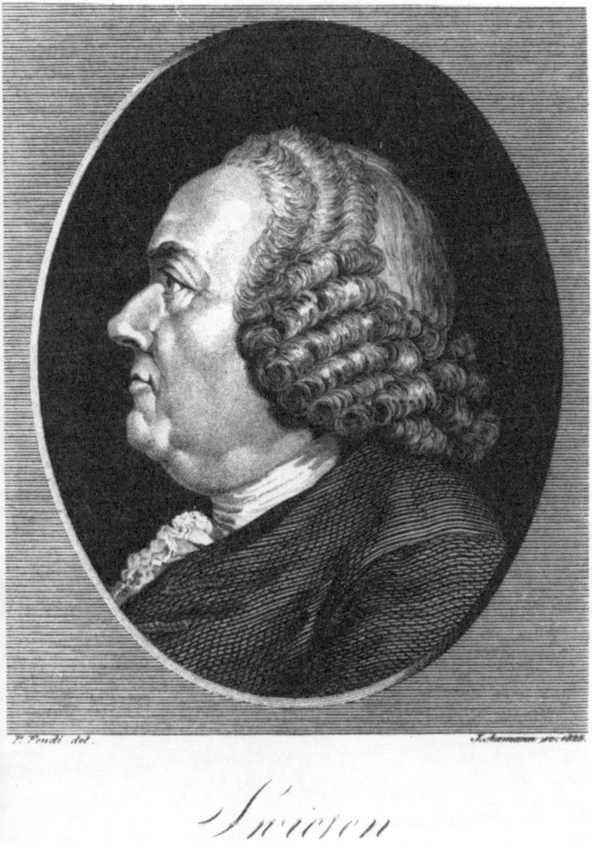

1 Gerard van Swieten

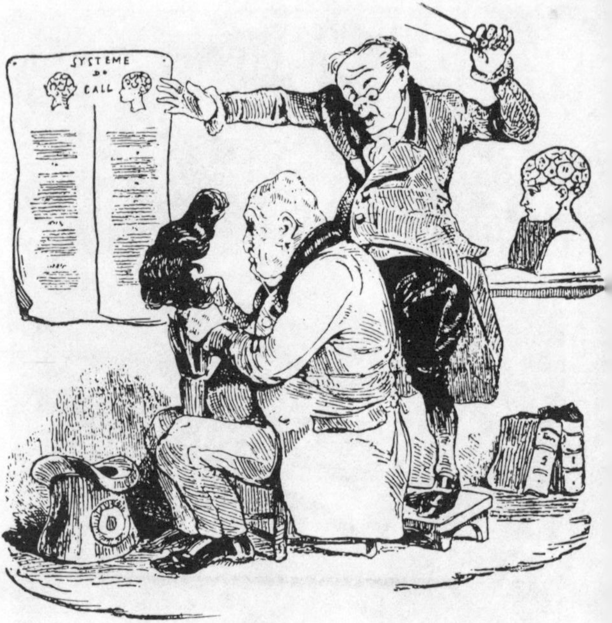

2 *Bürgerkönig Louis-Philippe bei Franz Joseph Gall*

Ihres Kommandierenden Generals bei einem Sturz das Schlüsselbein gebrochen hat. Ein Veterinär ist nicht erreichbar. Was machen Sie?" Der Kandidat schwieg lange, bis Bardeleben schließlich sagte: „Sie setzen sich natürlich sofort mit dem nächstgelegenen naturhistorischen Museum in Verbindung, denn Ihr Herr Kommandierender General ist der Besitzer des einzigen Pferdes der Welt, das ein Schlüsselbein hat."

An den deutschen Universitäten ging es am Beginn des 19. Jahrhunderts noch recht gemütlich zu. In Gießen lehrte Professor *Johann Bernhard Wilbrand,* der im westfälischen Dialekt seiner Heimat das Sch wie S-K aussprach, und immer dann, wenn er über die Muskeln lehrte, seinen Sohn, der mit den Ohren wackeln konnte, in den Hörsaal mitbrachte. Seine Vorlesung hörte sich dann so an: „Die Ohrmuskeln sind beim Mens-ken obsolet geworden. Der Mens-k kann die Ohren nicht bewegen, das können nur die Äffken. Jolios, mach's mal!"

In Berlin lehrten an der Universität u. a. der Geheime Medizinalrat Professor Gottlieb Wilhelm Eck, der Obermedizinalrat und Generalarzt Kothe, der bekannte Chirurg Johann Friedrich Dieffenbach und der dirigierende Arzt an der Charité, Professor Eduard Wolff. Die Studenten hatten über die vier folgenden Vers gedichtet:

„Wer sich nicht stößt an den Ecken,
Wer nicht bleibt im Kothe stecken,
Wer glücklich kommt durch den tiefen Bach,
Den frißt doch der Wolf hintennach!"

Wolff, der gefürchtetste Prüfer unter den vieren, kommentierte den Vers mit den Worten: „Der Wolf frißt nur die Schafe."

Johann Friedrich Dieffenbach war in Berlin überaus populär. Fuhr er in seiner Kutsche durch die Stadt, riefen die Gassenjungen:

„Das ist der Doktor Dieffenbach,
Der Doktor der Doktoren,
Er schneidet Arm' und Beine ab,
Macht neue Nas' und Ohren!"

Zu Geheimrat *Althoff* in Berlin kam ein Privatdozent der Physiologie aus der Provinz, dessen Arbeitsgebiet der Alkoholismus war. Er brachte eine Abhandlung über die schädlichen Wirkungen des Alkoholgenusses mit und hoffte, auf Grund dieser Arbeit einen Ruf nach Berlin zu erhalten. Althoff nahm den jungen Mann zum Abendessen mit, trank ihn im Verlauf einer angeregten Unterhaltung unter den Tisch und sagte ihm schließlich teilnahmsvoll: „Also eines steht fest: Ihnen schadet der Alkohol wirklich!"

Der in Berlin lehrende Pathologe *Christoph Wilhelm Hufeland* war zwar kein großer Neuerer seines Faches, aber ein bedeutender und populärer Lehrer, der Generationen junger Ärzte herangezogen hat. Eine der Erkenntnisse, die er ihnen vermittelte, lautete: „Kümmert euch als Arzt zuerst um die Kinder. Wer die Kinder hat, hat die Mutter, und wer die Mutter hat, hat die ganze Familie, denn der Vater hat nichts zu reden!"

Die Popularität Hufelands brachte es mit sich, daß auch viele junge Damen in seine Vorlesungen kamen, obwohl das Medizinstudium für Frauen damals noch nicht üblich war. Als eine Zuhörerin in der Vorlesung einmal einschlief, rief ihr Hufeland aufgebracht zu: „Sie können schlafen, wo Sie wollen, meine Liebe! Aber nicht bei mir!"

Nicht alle medizinischen Fakultäten waren damals gut besetzt; besonders schlecht war es um die Bonner Universität bestellt. Als sich dort im Jahre 1852 der Kunsthistoriker *Anton Springer* habilitierte und gesprächsweise fragte, auf welchem Spezialgebiet die Universitätskliniker für innere Medizin besonders glänzten, sagte ihm ein Kollege: „In der Geographie Amerikas."

Blamabel war auch das Gutachten des Königlich-Bayerischen Medizinalkollegiums, als im Jahre 1835 die erste Eisenbahnlinie zwischen Nürnberg und Fürth eröffnet wurde. Es lautete: „Ortsveränderung mittels irgendeiner Art von Dampfmaschinen sollte im Interesse der öffentlichen Gesundheit verboten sein. Die raschen Bewegungen können nicht verfehlen, bei den Passagieren die geistige Unruhe, ‚delirium furiosum' genannt, hervorzurufen. Selbst zugegeben, daß Reisende sich freiwillig der Gefahr aussetzen, muß der Staat wenigstens die Zuschauer beschützen; denn der Anblick einer Lokomotive, die in voller Schnelligkeit dahinrast, genügt, diese schreckliche Krankheit zu erzeugen. Es ist daher unumgänglich nötig, daß eine Schranke, wenigstens 6 Fuß hoch, auf beiden Seiten der Bahn errichtet werde."

Der Münchener Anatom *Nikolaus Rüdiger* war ursprünglich Barbier gewesen, hatte dann die Laufbahn der sogenannten niederen Chirurgie ergriffen und war schließlich durch eine kleine Erbschaft in die Lage versetzt worden, Medizin zu studieren. Er war auf seinen Werdegang mit Recht stolz und verleugnete seine bescheidene Herkunft nicht. Als er einmal beim Sezieren das stumpfe Skapell eines Studenten rügte, erhielt er die freche Antwort: „Ich kann nicht Messer schleifen! Schließlich war ich ja kein Barbier!"

Gelassen erwiderte Rüdiger: „Nein! Wenn Sie einer gewesen wären, wären Sie es wahrscheinlich heute noch!"

In Breslau lehrte der Chirurg *Traugott Wilhelm Benedict,* ein sehr konservativer Herr, der Neuerungen haßte und für den die Chirurgie im wesentlichen in der Vornahme von Amputationen bestand. Das ging so weit, daß seine Studenten spotteten: „Herr Geheimrat Benedict hat eine neue Indikation zur Amputation beider Unterschenkel gefunden, nämlich, wenn dem Kranken das Bett zu kurz ist."

Heinrich Hoffmann, der Verfasser des unsterblichen „Struwwelpeter", war Irrenarzt, hatte aber in seinen Anfängen am Senckenbergischen Institut in Frankfurt am Main Anatomie gelehrt. Als er sich um die Hand der Tochter des angesehenen Frankfurter Patriziers Donner bewarb, stellte ihm sein zukünftiger Schwiegervater die Frage: „Und was haben Sie für Aussichten für die Zukunft?" „Je nun", antwortete Hoffmann unverfroren, „ich spiele ein Achtellos in der Lotterie."

In Gießen war der Nestor der medizinischen Fakultät, Professor *Ernst Ludwig Wilhelm Nebel,* ein begabter und beliebter Lehrer, der allerdings sein Äußeres in geradezu unglaublicher Weise vernachlässigte. Als er einmal überlegte, in welchem Kostüm er zu einem Maskenfest gehen sollte, riet ihm sein Freund, der Hofgerichtsrat Pilger: „Wasche dich, und kein Mensch wird dich erkennen!"

Der Leipziger Physiologe *Karl Ludwig* war zwar ein trockener Vortragender, verfügte aber über einen treffenden Mutterwitz. Einmal entfernte er in der Vorlesung das Großhirn eines Frosches fast zur

Gänze, um die reflektorischen Leistungen des vom Gehirn getrennten Rückenmarks zu demonstrieren. Der so behandelte Frosch machte plötzlich einen großen Satz und sprang einem Studenten in der ersten Reihe des Hörsaals mitten ins Gesicht, worauf die Hörer in lautes Gelächter ausbrachen. Ludwig kommentierte den Vorfall mit den Worten: „Sie sehen, meine Herren, wie wenig Gehirn erforderlich ist, um einen ganzen Hörsaal zum Lachen zu bringen!"

Aus der Masse der deutschen Professoren, die noch der romantischen Anschauung der Medizin anhingen, ragten einige Neuerer hervor. Einer von ihnen war *Carl August Wunderlich*, der im Jahre 1842 die medizinische Zeitschrift „Archiv für physiologische Heilkunde" gründete und darin folgendes Bekenntnis ablegte: „Die Medizin muß in der Natur studiert werden; sie ist wesentlich Naturforschung. Wer die Medizin nur aus Büchern studieren wollte, statt an den Kranken, der beginge eine ebenso arge Absurdidät, als wenn einer die Gemälde und Skulpturen aus Beschreibungen kennenzulernen suchte."

Wunderlichs Zeitgenosse und Fachkollege war *Johannes Müller*, der im Jahre 1833 den ersten Band seines „Handbuches der Physiologie" veröffentlichte, ein Werk, von dem der Internist Bernhard Naunyn später einmal sagte: „Ein Buch, das wie ein Flammenzeichen kommenden Gewitters durch das junge Deutschland flog." Müller selbst beurteilte seine Arbeit wesentlich bescheidener; er nannte sie: „Eine Rumpelkammer der Physiologie".

Seine Bescheidenheit ging bis zur Selbstverleugnung. Als ihn seine Bewunderer drängten, seine Biographie zu schreiben, erklärte er: „Vom Leben eines Gelehrten ist außer seinen Schriften nichts zu merken als sein Geburts- und Todesjahr."

Müller war einer jener Wissenschaftler, die sich so sehr in einen Gegenstand zu vertiefen vermochten, daß alles übrige für sie zu existieren aufhörte. Als ihn einmal jemand im Sommer nach einem Teilbereich seiner Vorlesungen befragte, den er erst im kommenden Semester zu behandeln gedachte, antwortete er zerstreut: „Das weiß ich nur im Winter."

Der Pathologe *Johann Lukas Schönlein* hatte sich zunächst in Würzburg habilitiert, war aber 1833 als Professor nach Zürich gegangen, wo er eines Tages seinen Schülern bei einem Gang durch die Krankensäle sagte: „Sie sehen hier einen Kranken, der Zucker, und dort eine Frau, die Milch gibt. Jetzt fehlt uns nur noch ein Patient, der Kaffee gibt, dann können wir in der Klinik ein Kaffeehaus aufmachen."

Schönlein verließ 1839 Zürich, ging für zwanzig Jahre nach Berlin und ließ sich schließlich in Bamberg nieder. Er war ein guter Katholik, aber auch ein überzeugter Liberaler und machte sich einmal über die in Bayern vorherrschenden christlich-katholischen Systemvorstellungen von der Medizin mit den Worten lustig: „Wenn Medizin nur in Verbindung mit der Kirche gedeihen kann, dann werden wir ja wohl nächstens eine Bulle von jenseits der Alpen erwarten dürfen, die uns zeigt, wie man die Syphilis kuriert."

Obwohl Schönlein außer seiner Dissertation nur zwei Arbeiten schrieb, von denen eine drei Seiten und die andere nur eine Seite umfaßte, war er einer der bedeutendsten Kliniker seiner Zeit. Widerstände blieben ihm nicht erspart. Als sich ihm gegenüber einmal ein älterer Kollege auf die Autorität seiner grauen Haare berief, antwortete er versonnen: „Die Esel sollen ja auch grau sein!"

Schönleins Eintreten für die exakte naturwissenschaftliche Beobachtung hat ihren Niederschlag in einer bekannten, möglicherweise allerdings apokryphen Anekdote gefunden. Demnach soll er seinen Schülern einmal erklärt haben, daß die Bereitschaft zur Beobachtung bedingungslos sein müsse, wobei er als Beispiel anführte, daß die Ärzte früherer Zeiten den Zuckergehalt des Urins durch Lecken mit der Zunge festgestellt hätten. Schönlein machte dann die Probe aufs Exempel, indem er den Finger in ein mit Harn gefülltes Glas tauchte und ableckte. Anschließend forderte er seine Schüler auf, seinem Beispiel zu folgen. Nachdem sie alle der Aufforderung nachgekommen waren, sagte ihnen Schönlein: „An Ihrer Bereitschaft, zu beobachten, kann kein Zweifel bestehen. Weniger gut ist es um Ihre Fähigkeit, zu beobachten bestellt. Sonst hätten Sie nämlich merken müssen, daß ich den Zeigefinger in den Urin gesteckt und den Mittelfinger abgeleckt habe."

Emil Du Bois-Reymond, der Nachfolger Johann Müllers auf dessen Berliner Lehrstuhl, wurde von einem Studenten der Theologie gefragt, ob er seine Vorlesungen besuchen dürfe, da er sich sehr für Physiologie interessiere. Du Bois, der in seiner Jugend selbst Theologie studiert hatte, antwortete ihm: „Ich habe nichts dagegen. Aber eines muß ich Ihnen sagen: Theologe werden Sie dann nicht lange bleiben!"

Als Prüfer war Du Bois von verletzender Schärfe. Einmal erklärte er einem Kandidaten: „Sie haben soeben durch völligen Mangel an Kenntnissen bewiesen, daß Sie für die Naturwissenschaften keinerlei Befähigung besitzen. Suchen Sie sich eine Tätigkeit, die geringere Anforderungen stellt. Gehen Sie zur Post – und wenn es auch dafür nicht reicht, werden Sie Jurist!"

In Wien war *Ignaz Semmelweis* im Jahre 1846 Assistent an der Ersten Gebärklinik geworden und hatte bald darauf die Ursachen des Kindbettfiebers entdeckt, womit er einen wesentlichen Schritt auf dem Wege zur Asepsis setzte. „Der Retter der Mütter", wie man ihn später nannte, vertrat seine Ansichten gegenüber seinen Widersachern mit beispielloser Schärfe. Berühmt wurde der offene Brief, den er an den Würzburger Geburtshelfer Scanzoni richtete und in dem es hieß: „Sollten Sie aber, Herr Hofrat, ohne meine Lehre widerlegt zu haben, fortfahren, Ihre Schüler und Schülerinnen in der Lehre des epidemischen Kindbettfiebers zu erziehen, so erkläre ich Sie vor Gott und der Welt für einen Mörder, und die Geschichte des Kindbettfiebers würde gegen Sie nicht ungerecht sein, wenn selbe Sie für das Verdienst, der erste gewesen zu sein, der sich meiner lebensrettenden Lehre widersetzt, als medizinischen Nero verewigen würde!"

Semmelweis war auch ein überaus strenger Prüfer. Als ihn seine Gattin einmal darauf aufmerksam machte, belehrte er sie: „Mein liebes Kind, das verstehst du nicht. Wenn ein Jurist nichts lernt, kostet es den, der in seine Hände gerät, höchstens Geld oder Freiheit. Beim Mediziner aber geht es ums Leben!"

Der Gynäkologe *Kugelmann* in Hannover war einer der wenigen Professoren, die Semmelweis unterstützten, wobei er dessen Position mit einem historischen Vergleich umriß: „Als Pythagoras seinen berühmten Lehrsatz entdeckt hatte, wurde das traditionelle Opfer der Hekatombe, der Schlachtung von hundert Rindern, dargebracht. Seitdem haben die Ochsen eine instinktartige Furcht vor der Entdeckung von Wahrheiten."

In Paris tobte in den Märztagen des Jahres 1848 der Aufstand der Kommune. In einem Spital behandelte *Dr. Velepeau* die eingelieferten Verwundeten, ohne zu achten, ob es sich um Aufständische oder regierungstreue Soldaten handelte. Ein Offizier drang in das Krankenhaus ein und herrschte Dr. Velepeau an: „Wo ist der Führer der Aufständischen? Würden Sie ihn erkennen, Doktor?" Gelassen erwiderte der Arzt: „Ich habe nur Wunden gesehen. Die Gesichter gehen mich nichts an."

Ein Inserat im „Hartford Courant", dem Lokalblatt einer kleinen Stadt im amerikanischen Staate Connecticut, steht am Beginn eines neuen, entscheidenden Abschnittes des langen Kampfes der Ärzte gegen den Schmerz. Es lautete: „Heute, Dienstag, den 10. Dezember 1844, findet in der Union Hall eine Großvorführung der Phänomene statt, welche durch das Einatmen von ‚Nitrous Oxide' oder ‚Heiterkeits- bzw. Lachgas' hervorgerufen werden. Vierzig Gallonen dieses Gases stehen bereit. Sie werden jenen Zuschauern zur Verfügung stehen, die das Gas kosten möchten. Auch starke Männer wurden engagiert. Sie halten die vorderen Plätze besetzt und werden diejenigen, welche das Gas einatmen, davor bewahren, sich selbst oder andere Personen zu verletzen. Die Wirkung des Gases besteht darin, daß es diejenigen, welche das Gas einatmen, veranlaßt, zu singen, zu tanzen, zu lachen, zu reden oder zu kämpfen, je nach den Grundzügen ihres Charakters. – PS. Das Gas wird nur Herren mit erstklassigem Ruf zur Verfügung gestellt. Das garantiert den absolut seriösen Charakter der Vorstellung. Für Damen, die das Gas kosten wollen, veranstaltet Mr. Colton am Donnerstag zwischen zwölf und ein Uhr eine kostenlose Privatvorführung. Es werden nur Damen zugelassen. Die Vorstellung beginnt um sieben Uhr. Der Eintrittspreis beträgt 25 Cent."

Der Zahnarzt Horace Wells aus Hartford hatte der Vorführung beigewohnt und ließ sich bereits am nächsten Tag von seinem Schüler John Riggs unter Anwendung von Lachgas einen Zahn ziehen. Am 16. Oktober 1846 entfernte der Chirurg des Massachusetts Hospitals John Warren unter Anwendung von Äther eine Blutgefäßgeschwulst am Hals, und am 4. November 1847 entdeckte der Edinburgher Gynäkologe *James Simpson* die schmerzbetäubende Wirkung des Chloroforms. Damit war dreifach widerlegt, was der französische Chirurg Valpeau noch wenige Jahre zuvor geschrieben hatte: „Daß wir einmal schmerzlos operieren werden, das bleibt wohl ein Hirngespinst . . ."

Wie so viele Neuerungen stieß auch die Schmerzbekämpfung auf Widerstand. In England wandten sich Geistliche gegen das Chloroform, nannten es „Frucht des Teufels" und „Wind des Satans" und zitierten ein Bibelwort: „Genesis III, 16: Unter Schmerzen sollst du Kinder gebären." Simpson replizierte, indem er sich seinerseits auf die Bibel berief: „Genesis II, 21: Und Gott versenkte Adam in einen tiefen Schlaf, und er schlief, und Er nahm eine seiner Rippen."

Auch Kollegen wandten sich gegen Simpson. Der Gynäkologe Montgomery in Dublin veröffentlichte folgende Erklärung: „Ich glaube nicht, daß bis heute irgend jemand in Dublin Äther in der Geburtshilfe benutzt hat. Das allgemeine Empfinden richtet sich gegen seine Anwendung bei gewöhnlichen Geburten und gegen die Verhinderung der üblichen Menge an Schmerzen, die der Allmächtige – zweifellos mit weiser Begründung – der natürlichen Geburt zugedacht hat. Ich gehe mit diesem Empfinden von Herzen einig." Simpson antwortete mit einer Erklärung von schneidendem Hohn: „Ich glaube nicht, daß bis heute irgend jemand in Dublin einen Wagen zur Fortbewegung benutzt hat. Das allgemeine Empfinden richtet sich gegen seine Anwendung bei der gewöhnlichen Fortbewegung und gegen die Verhinderung der üblichen Menge an Anstrengung, die der Allmächtige – zweifellos mit weiser Begründung – dem Fußgänger zugedacht hat. Ich gehe mit diesem Empfinden von Herzen einig."

In Berlin nahm *Lukas Schönlein* die erste Chloroformnarkose vor – an einem Bären im Zoo, der am Star operiert wurde. Der Bildhauer Wolff verewigte dieses Ereignis in einer Bronzegruppe, die Schönlein, zwei weitere Berliner Professoren, den Bären sowie Wolff selbst zeigte, und der Dichter Paul Heyse hat später folgenden Vers dazu gemacht:

„Der Bär ist nun ein stiller Mann,
Das Chloroform hat schuld daran,
Ein ärztliches Kollegium
Ging mit dem Vieh zu menschlich um.
Das Füchslein grinst, das Bärlein flennt,
Der Wolf setzt ihm ein Monument."

Johann Friedrich Dieffenbach begrüßte das Geschehen mit den Worten: „Der schöne Traum, daß der Schmerz von uns genommen, ist zur Wahrheit geworden." Nachdenklich fügte er hinzu: „Eigentlich werden wir durch den Äther um eine der schönsten Seiten unseres Berufes gebracht: Die Einwirkung des Arztes auf den Patienten. Operieren ist so leicht geworden . . .!"

In Wien aber schrieb der große Spötter *Johann Nepomuk Nestroy* für seine Posse „Der Schützling" ein Couplet, in dem es hieß:

„Jetzt erfanden den Äther
Zwei Schwefelwohltäter,
Ohne daß d' Leut' was g'spüren,
Tun s' jetzt d' Füß' amputieren,
Die Hände, o Wunder,
Schneiden s' schmerzlos herunter,
's Zahnreißen tut locken
Manch' prosaische Nocken,
Denn sie wird, es is närrisch,
um ein Billig's ätherisch!
's is wirklich famos,
Wie der Fortschritt is groß!"

KAPITEL II

Wir lebten in einer goldenen Zeit

oder

DER GLANZ DER GROSSEN ERFOLGE

„Ich hatte das Glück, in einer Zeit geboren zu sein, in der das Gold der Entdeckungen noch auf der Straße lag. Ich hatte es nur aufzuheben."

Robert Koch, 1909

Anästhesie und Asepsis erschlossen eine neue Epoche der Medizin. Die Chirurgie machte so bedeutsame Fortschritte, daß einer der hervorragendsten Vertreter dieses Fachs, *Konrad Langenbeck,* kurz vor seinem Tode im Jahre 1851 apodiktisch erklären konnte: „Die Menschen lassen sich in zwei große Gruppen teilen: Solche, die operieren, und solche, die operiert werden."

Unter dem starken Eindruck der ersten großen Erfolge der Chirurgen dank schmerzfreier Operationen schrieb damals *Honoré de Balzac:* „Der Ruhm des Chirurgen gleicht dem Ruhm der Schauspieler, die nur so lange existieren, als sie leben, und deren Begabungen nicht mehr gewürdigt werden, wenn sie verschwunden sind. Chirurgen, Schauspieler, Sänger und Musiker sind Helden des Augenblicks."

Generationen bedeutender Operateure wuchsen nun heran. Zu *Bernhard Langenbeck,* der so wie sein Onkel Konrad ein ausgezeichneter Chirurg war, kam ein Patient mit der bangen Frage: „Ist die Operation sehr gefährlich?" „Unsinn", beruhigte ihn Langenbeck. „Für die lächerlichen paar Mark, die ich bekomme, liefere ich überhaupt keine gefährliche Operation!"

Langenbecks Operationstechnik war stupend. Hermann Nothnagel hat als Augenzeuge darüber berichtet: „Einmal sollte in der klinischen Vorlesung eine Amputation des Oberschenkels vorgenommen werden. Als Langenbeck sich das Messer geben ließ, nahm mein Nachbar, der kurzsichtig war, den Zwicker herunter und putzte ihn, um besser zu sehen; aber als er das Glas aufsetzte, war das Bein schon ab."

Eine russische Großfürstin erschien bei Langenbeck in Göttingen, wollte sich aber zur Untersuchung nicht ausziehen, worauf sie der Chirurg zurechtwies: „Zieren Sie sich nicht! Ich bin ja Ihr Arzt und nicht in Sie verliebt!“ Die Großfürstin tat daraufhin wie ihr geheißen, doch als sie sich verabschiedete, sagte sie zu Langenbeck: „Merken Sie sich eines! Man sagt einer Frau nie, daß man nicht in sie verliebt ist!“

In Leipzig lehrte der Chirurg *Karl Thiersch*, der ein brillanter Formulierer war. Berühmt wurden die Worte, mit denen er als Vorsitzender eines medizinischen Kongresses eine lebhafte Auseinandersetzung über Schußverletzungen beendete: „Meine Herren! Lassen wir die Schußwunde offen und schließen wir die Diskussion!“

König Albert von Sachsen stattete alljährlich einmal den Vorlesungen der bedeutendsten Professoren der Leipziger Universität eine Visite ab. Bei Thiersch kam er einmal zu einer Beinamputation zurecht und sparte nach vollendeter Operation nicht mit Lob: „Ausgezeichnet! Wirklich ganz ausgezeichnet!“ Worauf Thiersch mit eleganter Verbeugung fragte: „Befehlen Majestät das andere Bein auch?“

Als Prüfer war Thiersch streng. Einmal ließ er einen Kandidaten mit den Worten durchfallen: „Wie kann ein Mensch Arzt werden wollen, der nicht einmal die Eingeweide der unteren Bauchhöhle im Kopf hat?“

Für Humor hatte Thiersch Verständnis. Einem Kandidaten stellte er die überraschende Frage: „Sie sezieren einen menschlichen Körper und stellen plötzlich fest, daß der Kerl noch lebt. Was tun Sie?“ Nach

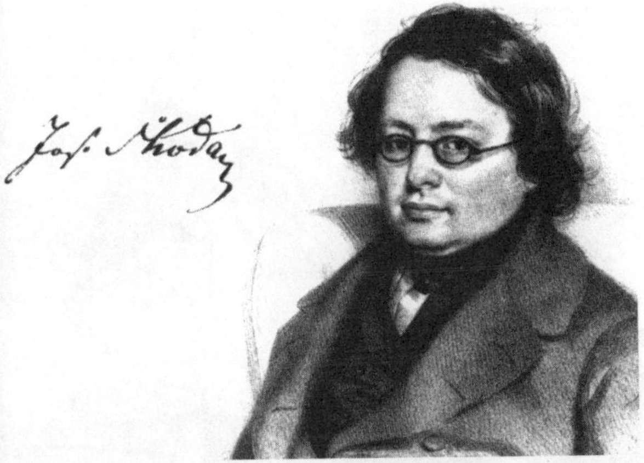

3/4 Oben Joseph Skoda; unten Ferdinand Hebra

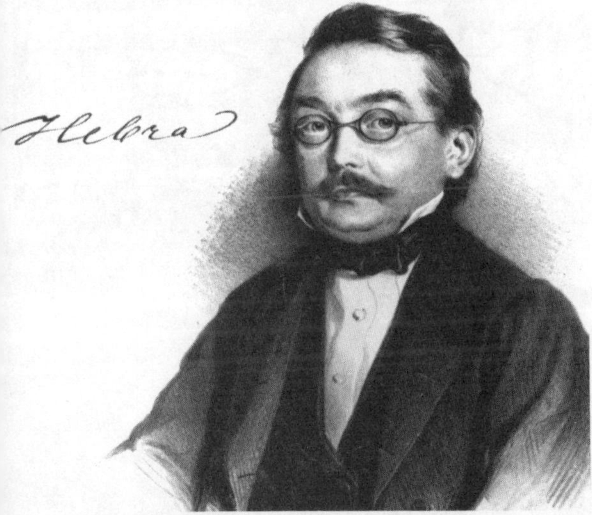

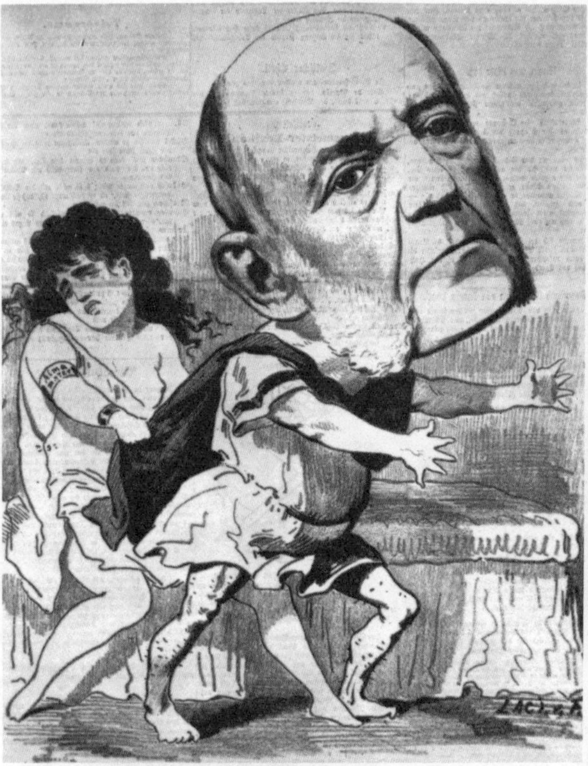

5 Rokitansky verläßt die Alma mater

kurzem Überlegen erwiderte der Student: „Zunächst einmal würde ich mich natürlich bei dem Herrn in aller Form entschuldigen."

Gelassen nahm Thiersch hin, daß ein Hörer in seiner Vorlesung ungeniert eine Zeitung las. Als der Student schließlich seine Lektüre beendet hatte und das Blatt zusammenfaltete, sagte der Chirurg zu seinem Assistenten: „Bitte haben Sie die Güte und bringen Sie dem Herrn eine andere Zeitung!"

Zwischen Thiersch und einem wohlhabenden Leipziger Bürger, der ihn in seiner Ordination aufsuchte, entspann sich folgendes Gespräch: „Was fehlt Ihnen?" – „Ich leide an Gallenbeschwerden, Herr Geheimrat. Können Sie mir den besten Pariser Chirurgen empfehlen, damit er mich operiert?" – „Das ist der Professor Doyen!" – „Brauche ich für ihn eine Empfehlung?" – „Nein, es genügt, wenn Sie sagen, daß Sie aus Leipzig kommen?" – „Und was geschieht dann?" – „Dann wird Doyen sagen: ‚Aus Leipzig kommen Sie? Ja, Sie Rindvieh, warum lassen Sie sich dann nicht von Thiersch operieren?' "

Vor der Abreise zu einem Ärztekongreß sagte Thiersch zu seinem Oberarzt: „Der Mann auf Zimmer drei hat eine interessante Leber. Wenn er während meiner Abwesenheit stirbt, sorgen Sie dafür, daß sie präpariert wird." Nach der Rückkehr von der Tagung wurde Thiersch von seinem Oberarzt mit den Worten empfangen: „Der Patient von Zimmer drei lebt noch, ja, er ist sogar geheilt und könnte entlassen werden." Unwirsch erwiderte der Chirurg: „Aha, den habt ihr wieder nach eurer Methode kurieren müssen."

Thiersch hatte einem Patienten die durch einen chronischen Prozeß zerstörte Nase mit Hilfe einer plastischen Operation wiederhergestellt. Als er den Mann einige Zeit darauf traf und ihn fragte, wie er sich fühle, erhielt er zur Antwort: „Ach wissen Sie, Herr Geheimrat, vor der Operation liefen mir die Jungen auf der Straße nach und riefen: ‚Kiek, das ist der Mann ohne Nase!' Jetzt laufen sie mir nach und rufen: ‚Das ist der Mann mit der Nase!' "

In Heidelberg wirkte der Chirurg *Maximilian von Chelius,* eine elegante Erscheinung von vornehmem Charakter, Träger zahlreicher Auszeichnungen und Inhaber einer ausgedehnten Praxis, die ihm einen geradezu aristokratischen Lebensstil ermöglichte. Sein Auftreten war so imponierend, daß ihm ein hoher Beamter einmal halb ernst, halb scherzend sagte: „Ich habe mir erlaubt, Eurer Majestät einen Patienten zu empfehlen."

Chelius war ein vielbeschäftigter Mann. Als ein Maurer mit sichtlich angeschwollener Backe in seine Klinik kam, wies er ihn einem jungen Assistenten zu, der ohne lange zu überlegen diagnostizierte: „Bösartiger Abszeß! Sofort in den Operationssaal!" „Bitte nein", sagte der Handwerker und nahm ein großes Stück Kautabak aus dem Mund, „ich soll doch nur die Hofmauer ausbessern."

In München lehrte der Chirurg *Johann von Nußbaum,* ein an und für sich gemütlicher Herr, der aber nicht frei von Eitelkeit war. Jedenfalls ließ er beim Examen einen Kandidaten durch, der die Wiedergabe der Krankengeschichte eines fast hoffnungslosen Falles mit den treuherzigen Worten geschlossen hatte:

„Angesichts all dieser Symptome würde mir nur noch eines zu tun bleiben: Sie, sehr verehrter Herr Professor, zu Rate zu ziehen!“

Über die Grenzen des medizinischen Metiers gab sich Nußbaum keinen Illusionen hin. So entspann sich zwischen ihm und einem wohlhabenden Brauereibesitzer, der ihn wegen seines Gichtleidens aufgesucht hatte, folgender Dialog: „Na, lieber Herr Krott, wo fehlt's denn?“ – „Herr Geheimrat, ich hab's in den Beinen.“ – „So, so, in den Beinen haben Sie's. Na schau'n S', wenn Sie's oben im Knie haben, nacha is die Gicht. Wenn Sie's aber unten in den Zehen haben, nacha is das Zipperle.“ – „Herr Geheimrat, ich hab's in den Knien.“ – „So, dann zeigen S' amal her. Richtig, das is die Gicht!“ – „No und was hilft dagegen, Herr Geheimrat?“ – „Ja, schaun S', lieber Krott, da denken S' jetzt amal darüber nach, und wenn Sie a richtiges Mittel finden, nacha sagen S' mir's und dann san ma alle zwoa in einem Jahr Millionäre!“ – „Nun, und sonst?“ – „No trinken S' halt möglichst weni und halten S' das Bein warm und gestreckt.“ – „Danke schön, Herr Geheimrat, und was bin ich schuldig?“ – „Das kost nix, lieber Krott, aber es nutzt auch nix!“

Der Chirurg *Johann von Mikulicz-Radecki,* der später in Breslau der Lehrer Ferdinand Sauerbruchs wurde, stammte aus Czernowitz und hatte seine wissenschaftliche Laufbahn an der Universität von Krakau begonnen. Die Sprache der dortigen Menschen war ihm wohlvertraut. Als daher ein Lemberger Jude mit einem großen Gesichtsfurunkel in seine Ordination kam, empfing er ihn mit den Worten: „Na, was haste da for e Schlamassel im Ponim?“ Erleichtert sagte der Patient zu einem Verwandten, den er vorsorglich als Dolmetscher mitgenommen hatte: „Du kannst gehen! Der Professor kann Daitsch!"

Der aus Livland stammende Chirurg *Ernst von Bergmann* beendete seine Laufbahn als Direktor der Chirurgischen Universitätsklinik in Berlin. Als er noch in Würzburg lehrte, wirkte er einmal als Sachverständiger in einem Mordprozeß. Der Angeklagte, ein etwas einfältiger Bauer, wurde beschuldigt, seinen Nachbarn erschlagen zu haben. Ernst von Bergmann versuchte an Hand des Schädels des Toten nachzuweisen, daß ein Mord mit größter Wahrscheinlichkeit auszuschließen sei, es sich vielmehr um einen Unfall handeln dürfte. Befriedigt betrachtete der Verteidiger das Mienenspiel des Richters und der Geschworenen, aus dem sich ermessen ließ, daß der Angeklagte freigesprochen werden würde. Bergmann redete sich während seines Gutachtens in Eifer, verfiel in baltischen Dialekt, rollte das r und gebrauchte eine Unzahl von Termini technici. Die imposante Erscheinung des Chirurgen und sein langer Vollbart mochten ein übriges getan haben. Kaum hatte Ernst von Bergmann geendet, stand der Angeklagte auf und sagte: „Es ist so, wie's der Herr Professor sagt, i hab's tan!"

Ernst von Bergmann nahm am Krieg von 1866 teil. Die dabei gewonnenen Erfahrungen machten ihn zu einem Begründer der modernen Kriegschirurgie. Obwohl die preußische Armee äußerst schlagkräftig war, erwies sich ihr Sanitätswesen als unzulänglich. Der Abtransport der Verwundeten ging viel zu langsam vor sich, die Verbandplätze waren überfüllt, es fehlte weitgehend an Vorsorge, aber auch an Vorschriften. Bergmann griff tatkräftig ein und faßte seine Erkenntnisse in einem Satz zusammen: „Im Krieg ist Organisation wichtiger als Wissenschaft!"

Ein Assistent Bergmanns nahm später am russisch-japanischen Krieg teil, schrieb darüber eine Arbeit und überreichte sie seinem Lehrer mit den Worten: „Die Gesetze, die Exzellenz für die Kriegschirurgie entwickelt haben, sind ewig.“ Bescheiden antwortete Bergmann: „Wenn ich einen Wunsch habe, dann ist es der, daß die von mir entwickelten sogenannten Gesetze möglichst bald durch bessere ersetzt werden!“

Bergmann war ein prägnanter Formulierer. Über die Asepsis sagte er: „Das bleibt neben allen Fortschritten der Technik doch die größte Errungenschaft des Jahrhunderts: daß der Arzt gelernt hat, sich vor seiner Arbeit seine Hände ordentlich zu waschen!“ Über Ärzte: „Die besten sind jene, die einen so behandeln, daß man sich den berühmtesten und teuersten Hausarzt leisten kann – weil man ihn nicht braucht.“ Und über die Frage, wann ein junger Mann anfangen dürfe zu rauchen: „Wenn er sich seinen Tabak selbst bezahlen kann.“

Im Kampf um die Lokalanästhesie, die Carl Ludwig Schleich entdeckt hatte, war Bergmann einer der wenigen Professoren, die sich von Anfang an auf die Seite des jungen Arztes stellten. Schleich hatte seine Entdeckung vor dem deutschen Chirurgenkongreß präsentiert, war aber auf vernichtende Ablehnung gestoßen, woraufhin Bergmann ihm beim nächsten Kongreß seine Klinik für eine Demonstration zur Verfügung stellte. Schleich nahm eine Operation am Gesäß unter Lokalanästhesie vor. Höhepunkt der Demonstration war, daß Bergmann probeweise mit der ganzen Faust in die anästhesierte Wundhöhle fuhr und mit baltischem Pathos ausrief: „Wenn dieser Arsch nicht schmerzlos ist, dann lasse ich mich hängen!“

Carl Ludwig Schleich, geboren im Jahre 1859 in Stettin, war nicht nur ein hervorragender Arzt, sondern auch ein ausgezeichneter Schriftsteller. In seinen Lebenserinnerungen, die unter dem Titel „Besonnte Vergangenheit" erschienen, erwies er sich als ein treffender Menschenschilderer. Geradezu klassisch ist die Beschreibung seines alten Gymnasialprofessors in Stralsund, des Konrektors Freese, der den Prozeß des Perikles, laut Schleich, folgendermaßen vortrug: „Er hatte einen Zwiebelkopf, Schinoskephalos. Je! Man sagt: Verbrecher! Unterschlagung! Je! Das war so. Sie wissen: die Akropolis, das ist das Rathaus hier auf'm Markt. Das ist der Areopag. Das Landgericht. Och! Sie kennen den Archogeronten: Das ist der Landgerichtsdirektor Prieschke, Sie wissen. Der Ekklesiast, Sie kennen ihn, den Staatsanwalt Neumann, och! Ich sehe sie alle sitzen. Perikles ist angeklagt. Je, sagt der Staatsanwalt: Perikles! Es ist erwiesen. Du hast in die Kasse gegriffen. Geklaut! Wie kommst du dazu? Was soll das? Je, und Perikles sagt: Einen Augenblick! Geht an die Dür und kümmt rein – Phryne! Ganz nackt! Und er seggt gor nix, blot: Dat is min Geliebte, Phryne! Und die Richter hebben em freisproken. Je, das gibt's bloß in Griechenland: die Sonne, das Licht, die Schönheit! Nee, in Stralsund geiht dat nich. Dor kümmt hei in Kasten!"

Schleich hat auch die ebenso pathetischen wie bildhaften Lehrsätze aufgezeichnet, mit denen Professor *Du Bois-Reymond,* bei dem er Physiologie gehört hatte, seine Studenten zu ergötzen pflegte. Sie lauteten etwa: „Wenn das rote Blutkörperchen des Menschen die Größe eines Markstückes hätte, so müßte der dazugehörige Mensch den Chimborasso auf den Scheitel küssen können." Oder: „Wenn das Eisen, welches in dem Blute eines jungen Mädchens an das

Stroma sklavengefesselt kreist, Form gewinnen würde, so müßte es etwa einer Stricknadel gleichen." Oder: „Hätte der Mensch die proportionale Muskelkraft des Flohs, so würde er seinen federnden Leib mit einem Satz auf die Spitze des Kölner Doms, ja auf den Montblanc zu schleudern vermögen!"

Sein Examen bei Du Bois legte Schleich zusammen mit einem Studenten ab, den der Physiologe nach dem sogenannten Generationswechsel fragte. Der Kandidat erwähnte Frösche und Lurche, nannte aber nicht das Beispiel der Schmetterlinge mit ihren verschiedenen Entwicklungsphasen von der Larve bis zum ausgewachsenen Tier. Du Bois wollte dem Studenten helfen und sagte ihm in seiner pathetischen Sprechweise: „Ich verstehe nicht, daß Sie die Brücke nicht zu schlagen wissen zwischen dem Leben, das Sie umgibt, und der Wissenschaft, der Sie sich gewidmet und geweiht haben! Jeder Knabe spielt mit dem, was ich meine!" Worauf der Kandidat unvermittelt sagte: „Der Bandwurm!" Verdutzt, doch im gewohnten Pathos, rief Du Bois: „Ja spielt denn jeder Knabe mit dem Bandwurm?!?"

Sehr plastisch hat Schleich auch geschildert, wie Professor *Krukenberg* seinen Hörern die Symptome der Ruhrerkrankung zu vermitteln pflegte: „Meine Herren! Hosen runter, Hosen rruff! — Hosen rrunter, Hosen rruff! — Hosen rrrunter, Hosen rrruff — un nischt wie'n Eßlöffel voll Blut — dat is de Ruhr!"

Schleichs schriftstellerische Begabung blieb nicht auf die Wiedergabe origineller Formulierungen beschränkt. In seinem Buche „Die Weisheit der Freude" hat er vielmehr selbst einige prägnante Sentenzen formuliert: „Der Mann analysiert den Menschen, die Frau wittert ihn.“ – „Eine Frau, die sich schminkt, ist wie ein Mann, der sich einbildet, ein Held zu sein, weil er einen Säbel trägt.“ – „Ein Mann kann durch vieles glücklich werden, eine Frau nur durch die Liebe.“

Als praktizierender Chirurg wurde Schleich in das Haus eines Industriellen gerufen, an dessen Gattin er eine nicht ungefährliche Operation vornehmen sollte. Beim ersten Gespräch bot der Hausherr dem Chirurgen eine kostbare Havanna an. Beim nächsten Gespräch, nach geglückter Operation, wurde ihm eine Zigarre von weit minderer Qualität aufgewartet. Schleich besah sie nachdenklich und meinte dann: „Also so gut geht es Ihrer Frau Gemahlin noch nicht, Herr Kommerzienrat!“

Eine ältere Dame kam zu Schleich und bat ihn um eine Behandlung, die ihr Leben möglichst verlängere; sie sei bereit, dafür jeden Preis zu zahlen. Der Arzt sah die aufgedonnerte Patientin lange an und sagte schließlich: „Und wen würden Sie damit glücklich machen?“

In seinem Drange, „einmal alles auf Erden eine Zeitlang gewesen zu sein“, war Schleich als Arzt, Philosoph, Dichter, Musiker und Maler tätig und lieferte damit den lebenden Beweis für die Worte, die *Theodor Billroth* in einem Brief an Johannes Brahms richtete: „Ich habe noch nie einen großen Forscher kennengelernt, der nicht im Grunde eine Art Künstler gewesen wäre, mit reicher Phantasie und kindlichem Sinn. Da bin ich dann wieder bei meinem Steckenpferd angelangt: Wissenschaft und Kunst schöpfen aus derselben Quelle.“

Billroth, auf Rügen geboren, hatte in Berlin bei Langenbeck studiert, erhielt dann eine Professur in

Zürich und wurde von dort im Jahre 1867 nach Wien berufen. Er schrieb dazu in seinem Tagebuch: „Ein Roman will es mir scheinen, daß ich zum k. k. Professor ernannt bin. Ich, ein Mensch von 38 Jahren, ein Preuße, ein Ketzer!"

Tatsächlich war die Berufung des protestantischen Preußen ein Jahr nach der vernichtenden Niederlage, die Österreich erlitten hatte, ein Beweis beachtlicher Toleranz. Billroths Schüler *Czerny*, der seinerseits mehrere Jahre in Heidelberg lehrte, sagte später darüber: „Österreich konnte sich 1867 keine schönere Rache für Königgrätz nehmen, als daß es den Preußen Billroth, den ersten Chirurgen des deutschen Sprachgebietes, nach Wien berief."

Billroth, der die erste Magenresektion durchführte, ging nicht nur als Operateur, sondern auch als Klinikchef neue Wege. Bereits in Zürich und dann in Wien veröffentlichte er Jahresberichte, in denen er statistische Rechenschaft über alle Erfolge und Mißerfolge seiner Operationen gab. Der russische Chirurg Pirogoff hat die Bedeutung dieses für damalige Verhältnisse außergewöhnlichen Schrittes in einem Brief an seinen Wiener Kollegen in einem Satz zusammengefaßt: „Sie haben zuerst die Wahrheit gesagt!"

Als Prüfer war Billroth freundlich. Ein aus Ungarn stammender Kandidat, dem er ein inneres Organ zur näheren Bestimmung hinhielt, gab ihm zur Antwort: „Das ist das Läbber!" Daraufhin belehrte ihn der Chirurg: „Erstens heißt es nicht Läbber, sondern Leber. Zweitens sagt man nicht das Leber, sondern die Leber. Und drittens ist das keine Leber, sondern eine Milz!"

Die persönliche Bescheidenheit, die ihn auszeichnete, setzte Billroth auch bei anderen voraus. Als einer seiner Schüler Primarius wurde und sich beklagte, daß sein Spital nur fünfzig Betten habe, sagte ihm Billroth: „Mein lieber Freund, vergessen Sie nicht, daß Lister seine Wundbehandlung in einem Spital mit 25 Betten entwickelt hat!"

Enge Freundschaft verband Billroth mit Johannes Brahms, dem er am 6. November 1890 schrieb: „Ich habe oft darüber gegrübelt, was menschliches Glück sei — nun, heute war ich beim Anhören Deiner Musik glücklich."

Nach einem Hausmusikabend im Heime Billroths saß der Cellist des Hellmesberger-Quartetts, Josef Sulzer, neben Primarius *Dr. Standhartner*, einem Freund und Kollegen des großen Chirurgen. Sulzer aß nur wenig, machte einen abgespannten Eindruck, erklärte, daß er übermüdet sei, weil er eine Woche hindurch täglich acht bis zehn Stunden musiziert habe, und sagte schließlich: „Im übrigen wird sich ja bei der Obduktion herausstellen, was mir gefehlt hat." Worauf Standhartner allen Ernstes erwiderte: „Gewiß, aber so lange sollten Sie es doch nicht anstehen lassen!"

In einem Anfall von Pessimismus schrieb Billroth im Jahre 1891: „Ich sehe eine Zeit, wo Kunst und Wissenschaft gleich der Religion als etwas Veraltetes, historisch wohl Interessantes, doch Totes, nicht mehr Erweckbares betrachtet werden wird; eine Republik des Verstandes und des materiell Praktischen, die nichts übers Mittelmaß duldet und jeden, der klüger oder besser als der andere erscheint, sofort köpft. Ich bin froh, das nicht mehr zu erleben. Wir lebten in einem großen Zeitalter, in einer goldenen Zeit!"

Diese goldene Zeit war die große Zeit der Wiener medizinischen Schule. Einer ihrer Begründer war der Anatom *Josef Hyrtl*, der zugleich mit seinem Fachkollegen *Karl Ritter von Langer* an der Universität lehrte. Sie waren in ihrer Wesensart grundverschieden: Hyrtl großzügig und mit dem Blick für das Wesentliche, Langer exakt und im Detail penibel. Die beiden prüften einmal gemeinsam einen Kandidaten, wobei sich Langer einen Oberschenkelknochen in den Rockärmel steckte, so daß nur ein kleiner Teil sichtbar war. Dann fragte er den Kandidaten, ob es sich um einen linken oder rechten Knochen handle und ob er von einer Frau oder einem Mann stamme. Nachdem der Kandidat die Fragen zufriedenstellend beantwortet hatte, kam Hyrtl an die Reihe. Er hielt den Knochen frei vor sich hin und sagte: „Herr Kandidat, Sie haben vorhin, als Sie nur einen Teil des Knochens sahen, bereits recht genaue Angaben über ihn machen können. Jetzt, wo Sie ihn ganz sehen, werden Sie mir sicher leicht sagen können, an welcher Krankheit der Mensch gestorben ist, wie er geheißen hat und was seine Adresse war!"

In seiner Großzügigkeit sagte Hyrtl zu einem Kandidaten: „Machen wir es einmal umgekehrt: Prüfen Sie mich, und ich werde antworten!" Daraufhin der Student: „Wie viele Hirnnerven gibt es?" Hyrtl: „Sechs!" Der Kandidat: „Falsch!" Hyrtl: „Acht!" Der Kandidat: „Falsch!" Hyrtl: „Zwölf!" Der Kandidat: „Richtig! Das genügt, Sie haben die Prüfung bestanden!"

Ein anderer Kandidat antwortete auf die Frage nach der Funktion der Schilddrüse: „Das habe ich gewußt, aber leider wieder vergessen!" Darauf Hyrtl: „Wie schade! Sie waren der einzige Mensch, der die

Funktion der Schilddrüse kannte, und haben sie vergessen!“

Ein Student namens Jerusalem hatte trotz aller Anstrengungen das Examen nicht bestanden. Hyrtl verkündete das Ergebnis den vor dem Prüfungssaal wartenden Freunden und Glaubensbrüdern des Kandidaten mit den Worten: „Trauert, ihr Söhne Zions, denn Jerusalem ist gefallen!“

Von Äußerlichkeiten hielt Hyrtl nicht viel. „Haben Sie zufällig ein Gebetbuch bei der Hand?“ fragte er eines Tages seinen Institutsdiener. Es wurde ihm gebracht, und wortlos verließ Hyrtl das Haus. Zwei Stunden später kam er wieder, gab das Gebetbuch zurück und sagte: „Danke. Ich habe mich nämlich gerade trauen lassen.“

Wie fast alle Mediziner seiner Zeit sprach Hyrtl noch fließend Latein, konnte mühelos Vorlesungen und Stegreifreden in dieser Sprache halten und sagte einmal zu einem Kollegen: „Für mich steht eines fest: Die Engel im Himmel sprechen Latein miteinander.“

Nicht alle Professoren waren so sattelfest in der Sprache Ciceros und Cäsars. Vom deutschen Chirurgen *Adelmann* wird erzählt, er habe seinen späteren Schwiegersohn Bergmann bei der Promotion ermahnen wollen, sich kürzer zu fassen und ihm deshalb zugerufen: „Tenete kurzius!“

Über viele seiner Kollegen äußerte sich Hyrtl mit beißender Schärfe, was dazu beigetragen haben dürfte, daß er trotz dreißigjähriger Zugehörigkeit zur Fakultät niemals zum Dekan gewählt wurde. So sagte er über seinen Lehrer in der Anatomie, Professor Mayer: „Als Caligula sein Leibroß zum Bürgermeister Roms machte, war das nur die Tat eines verrückten Wüstlings. Solche Geschöpfe aber zu Universitätsprofessoren zu ernennen, war ein Verbrechen an der Wissenschaft, am Staate und an der Menschheit. Professor Mayer war der dickste und, wenn er durfte, der gröbste Mann in Wien."

Über die Arbeiten des Physiologen *Ernst Brücke* äußerte sich Hyrtl in öffentlicher Sitzung der Akademie der Wissenschaften: „Wenn dieser exakten Physiologie etwas mehr Anatomie und etwas weniger Dünkel zur Seite stände, so ließe sich vermeiden, daß die Hand, die gemietet wurde, nach Perlen zu fischen, bis jetzt nur eitel Schlamm mit Regenwürmern aufwühlt."

Mit Hilfe eines sogenannten Labiographen hatte Brücke die Dauer stärker oder schwächer betonter Silben im Vers gemessen und das Ergebnis der Untersuchungen 1871 in der Schrift „Die physiologischen Grundlagen der neuhochdeutschen Verskunst" niedergelegt. Das war nun freilich eine Arbeit, mit der auch weit wohlwollendere Beurteiler als Hyrtl nicht viel anzufangen wußten. So meinte *Theodor Billroth* in einem Schreiben an Eduard Hanslick, den bekannten Musikrezensenten und Professor der Ästhetik, über die Schriften seines Kollegen Brücke: „Es ist, als wollte man beschreiben, wie ein guter Apfel schmeckt. Man muß ihn selber essen. Merkt man's dann nicht, dann soll man bei Kartoffeln bleiben!"

Brücke war aber ein bedeutender Forscher, dessen Arbeiten über das Augenleuchten fast zur Entdekkung des Augenspiegels geführt hätten, worüber er selbst in späteren Jahren zu sagen pflegte: „Die größte Dummheit meines Lebens war, daß ich den Augenspiegel nicht erfunden habe."

Als Prüfer stellte Brücke grundsätzlich stets drei Fragen, was sich in der Praxis manchmal so abspielte: „Was wissen Sie über die Salzsäure des Magens?" Der Kandidat schweigt. „Und was wissen Sie über das Pepsin des Magens?" Der Kandidat schweigt abermals. Darauf Brücke: „Und jetzt sagen Sie mir noch den Unterschied zwischen der Salzsäure und dem Pepsin des Magens."

Der Wiener Anatom *Wenzel Gruber* war ein Fanatiker seines Metiers. Freunde nahmen ihn zu einem Ballettabend der Tänzerin Adele Grantzow mit, bei deren Anblick er aber lediglich begeistert ausrief: „Welche Muskeln! Die möchte ich präparieren!"

Joseph Skoda, der berühmte Internist der Wiener medizinischen Schule, war ein sehr selbstbewußter Herr. Zu einem erkrankten Mitglied des Kaiserhauses gerufen, erschien er im Gehrock. Diskret machte ihn ein Kämmerer darauf aufmerksam, daß das höfische Zeremoniell das Anlegen eines Fracks erfordere. Worauf Skoda erwiderte: „Ich habe geglaubt, man braucht den Skoda, meinen Frack werde ich gleich schicken."

Bei einem Abendessen wurde Skoda als besondere Delikatesse fein zubereitetes Bries serviert. Angeekelt betrachtete er die Speise und sagte zur Hausfrau: „Nein, danke vielmals. Ich esse keine Drüsen!"

Der Wiener Pathologe *Karl von Rokitansky,* den Virchow den Linné der pathologischen Anatomie genannt hat, hatte vier Söhne, auf die er sehr stolz war, weil sie teils erfolgreiche Sänger, teils ebenso erfolgreiche Mediziner waren. Fragen, wie es seinen Söhnen gehe, pflegte er mit der Feststellung zu beantworten: „Ausgezeichnet! Zwei heulen und zwei heilen!"

Diese lapidare Antwort war typisch für die Wortkargheit Rokitanskys. Der berühmte Internist *Adolf Kußmaul* war als junger Arzt nach Wien gekommen und arbeitete vier Monate lang Seite an Seite mit dem großen Pathologen im Leichenhaus. Als sie eines Tages an einem schönen Herbstmorgen im Hof ein wenig Luft schöpften, sagte Rokitansky plötzlich: „Heute ist schönes Wetter!" „Ja, es ist wirklich schönes Wetter", erwiderte Kußmaul, der später über diese Episode mit den Worten berichtete: „Damit war die Unterhaltung zu Ende. Es war die erste und einzige, die ich mit Rokitansky je geführt habe."

Kußmaul selbst war weit weniger wortkarg und sehr witzig. So wird ihm u. a. der Ausspruch zugeschrieben: „Bereiten Sie Ihre Familie auf das Schlimmste vor – Ihre Frau Erbtante wird wieder gesund!"

Als Nachfolger Rokitanskys wurde zum Erstaunen der Fachkreise der nicht sehr bedeutende Grazer Anatom *Richard Heschl* nach Wien berufen. Kurz danach besuchte Professor Benedict Paris und wurde von dem berühmten Anatomen Charcot gefragt: „Wer ist eigentlich der Nachfolger Rokitanskys geworden?" „Ein gewisser Heschl", antwortete Benedict. – „Und wer ist dieser Heschl?" – „Der Nachfolger Rokitanskys."

Der große Dermatologe der Wiener Schule war *Ferdinand von Hebra,* der die Wichtigkeit der Lokaltherapie mit den Worten zu unterstreichen pflegte: „Zweimal einen Eßlöffel verschreiben und einnehmen ist leicht. Ein Hautarzt muß mehr können!"

Hebra konnte tatsächlich mehr. Er hatte einen hervorragenden Scharfblick und vermochte nicht nur blitzschnell Diagnosen zu stellen, sondern aus Körperhaltung, Schwielenbildung und ähnlichen Merkmalen auch den Beruf des Patienten meist treffsicher zu bestimmen. So kam einmal ein Handwerker in seine Ordination und hatte die Schwelle des Behandlungszimmers kaum überschritten, als Hebra schon rief: „A Schuster is er und Krätz hat er!"

Einmal erschien in der Klinik Hebras ein elegant gekleideter Herr und begrüßte den Professor als alten Bekannten. „Ich kann mich leider nicht erinnern", antwortete Hebra, „aber ziehen Sie sich aus." Der Besucher entkleidete sich bis aufs Hemd und streckte dem Arzt die Rückseite entgegen. Interessiert bückte sich Hebra und rief aus: „Oh, Verzeihung, Herr Baron! Jetzt erkenne ich Sie wieder!"

Der Wiener Internist Professor *Chvostek,* der gerne und viel trank, mußte sich einer Bauchoperation unterziehen. Aus der Narkose erwacht, lautete seine erste Frage: „Wie ist die Leber?" Man versicherte ihm, daß sie in ausgezeichnetem Zustand sei, worauf Chvostek fröhlich ausrief: „Sehr gut! I trink' weiter!"

Aus dieser fröhlichen Grundhaltung heraus formulierte Chvostek einmal: „A Alkoholiker is nur ana, der 's net vertragt!"

An Patienten wie Chvostek hatte Pfarrer Kneipp, der große Naturheiler, wohl gedacht, als er einmal erklärte: „Saufe wöll'n se alle, aber sterbe will koiner!"

Als einer der besten Diagnostiker Wiens war Chvostek von den Patienten überaus gesucht. Sein Kollege Dr. *Hirschl* sagte ihm einmal: „Ich habe jetzt die Aussicht auf die beste Praxis von Wien." „Das ist aber erfreulich", meinte Chvostek. „Ja", sagte Hirschl, „ich habe mir eine Wohnung gekauft, die genau gegenüber Ihrer Ordination liegt."

Der große Internist *Hermann Nothnagel*, ein gebürtiger Brandenburger, war ein grundgütiger Mensch, aber ein Pedant in Detailfragen. Entschuldigend und erklärend pflegte er zu sagen, er könne halt nicht vergessen, daß ihm einer seiner Professoren auf der Mittelschule in Königberg in der Neumark gesagt habe: „Nothnagel, Sie sind ein unmoralischer Mensch! Sie haben den I-Punkt an eine falsche Stelle gesetzt!"

Nothnagel war über Berlin, Freiburg und Jena nach Wien gekommen und hatte sich einen bedeutenden Ruf erworben, obwohl er sehr zurückhaltend im Publizieren war. Niemand Geringerer als *Rudolf Virchow* meinte dazu: „Nothnagel schreibt wenig, aber das sagt viel!"

Eine originelle Persönlichkeit war der Wiener Professor der Augenheilkunde *Ferdinand Arlt*. Aus Anlaß seines 60. Geburtstages wurde er von der Fakultät gebührend gefeiert. Kollegen, ehemalige Schüler und Hörer gratulierten; Ehrengeschenke wurden überreicht. Als alles vorüber war, erwartete man, daß der Jubilar eine wohlgesetzte Dankrede halten werde.

Arlt griff aber zur Kreide, zeichnete blitzschnell mit geübter Hand einen Augapfel an die Tafel des Hörsaals, sagte „Arbeiten muß man, meine Herren!“ und verschwand.

Er hatte auch originelle Patienten. Ein junger Mann, der stark schielte, erschien bei Arlt und wollte sich operieren lassen. Darauf hingewiesen, daß man solche Operationen am besten im Kindesalter vornehme, und er eigentlich schon zu erwachsen sei, meinte er: „Ja, aber das Aug' geniert mich beim Photographieren.“ „Ah so“, erwiderte Arlt, „Sie sind Photograph?“ „Nein, Herr Professor“, sagte der Patient, „Photograph bin i net, aber photographieren möcht' i mi gern lassen!“

Viele Geschichten erzählte man über den Dermatologen Professor *Isidor Neumann.* Um den Ordinationsbetrieb zu beschleunigen, hatte er als einer der ersten Ärzte in Wien Umkleidekabinen für die Patienten eingerichtet. Ein Diener sorgte mit unerbittlicher Strenge dafür, daß die Besucher von dieser ungewohnten Neuerung auch Gebrauch machten und sich völlig entkleideten. Mit dem Ergebnis, daß sich Neumann eines Tages mit einem splitternackten Mann konfrontiert sah, der ihm mit kläglicher Miene sagte: „Aber, Herr Professor, ich bin doch nur gekommen, um die Kultussteuer einzukassieren!“

Ein Priester kam mit einem verdächtigen Ausschlag in die Ordination des Dermatologen und sagte verlegen: „Ich verstehe nicht, wo ich mir das zugezogen haben kann. Ich bin doch den ganzen Tag in der Kirche und bete.“ Darauf Neumann: „Hochwürden, ausschlaggebend sind Gebete nur im Himmel . . .“

Einer Dame der Gesellschaft mußte Neumann mitteilen, daß ihre siebzehnjährige Tochter an einer Geschlechtskrankheit leide. Entsetzt sagte die fassungslose Mutter: „Ja, wo kann sie sich denn das geholt haben? Vielleicht auf einer Toilette?" „Möglich schon", antwortete der Dermatologe, „aber sehr unbequem."

Ein Patient antwortete auf die Frage nach dem Beruf: „Ich bin erster Liebhaber am Stadttheater!" „Also in diesem Fall", belehrte ihn Neumann, „waren Sie nicht erster Liebhaber!"

Ein anderer Patient stotterte verlegen herum: „Ich habe da einen Freund ... dem ist etwas Unangenehmes zugestoßen ... und da wollte ich ..." Darauf Neumann: „Na, nur heraus mit dem Freund!"

Auch Karl Kraus hat sich mit Isidor Neumann beschäftigt; in Nr. 47 der „Fackel" vom Juli 1900 erschien folgende Glosse: „Der bekannte Spezialist Hofrath Isidor Neumann hat jüngst jubiliert. Die dankbaren Schüler wollten dem verehrten Lehrer den — Katheder bekränzen und ihn mit einer Festschrift überraschen. Der bescheidene Mann hatte zuerst abzuwehren versucht. Er berief seinen Assistenten und bat ihn, man möge von Ehrungen absehen, die den Geehrten nur verlegen machten. Der Assistent aber legte dar, wie die Schüler es sich nicht versagen könnten, bei solchem Anlasse zum Meister sich zu bekennen. Da fügte sich denn der Hofrath und äußerte nur noch den Wunsch, daß man Übertreibungen vermeide. ‚Sie müssen sich', sprach er, ‚auf drei Punkte beschränken. Erstens können Sie hervorheben, welche Schule ich gemacht habe, zweitens meine Fürsorge für die Ärmsten der Armen und drittens meinen diagnostischen Scharfblick. Also merken Sie sich, bitte: erstens, zweitens, drittens ...' "

Obwohl der Anatom Hyrtl die Ansicht vertrat „Zum Bau des Gehirns verhalten sich unsere feinsten Werkzeuge wie eine Zimmermannssäge zu einem Spinngewebe", gelangen seinem Kollegen, dem Psychiater *Theodor Meynert,* bedeutende Fortschritte in der Gehirnanatomie. Im täglichen Umgang war Meynert eine skurrile Persönlichkeit; er sprach mit großem Pathos und dem rollenden R der Burgschauspieler. Der Altphilologe Theodor Gomperz pflegte zu erzählen, daß Meynert, wenn er sich erkundigte, ob man gut geschlafen habe, fragte: „Hat Ihrrr Zentrrralorrrgan derrr nötigen Rrruh genossen?"

Heilmittellehre unterrichtete an der Wiener Universität Professor *Mayer,* der im Examen einen Studenten nach der Zusammensetzung einer Salbe gegen Läuse fragte. Der Kandidat schrieb eine Formel an die Tafel und begann dann daneben die Dosierung zu setzen: 0,0 ... Als Mayer skeptisch dreinblickte, fügte der Student eine Null dazu, dann noch eine Null, dann noch eine, bis ihn der Professor schließlich mit den Worten unterbrach: „Jetzt haben Sie glücklich die Dosis für eine einzige Laus angeschrieben!"

Dem Wiener Laryngologen Professor *Leopold Schrötter* unterlief beim Internationalen Tuberkulosekongreß im Jahre 1900 in London eine klassische Fehlleistung. Er hielt seine Begrüßungsansprache in englischer Sprache und wollte der Hoffnung Ausdruck geben, daß der Kongreß alle Erwartungen erfüllen werde: „I hope that this congress will fulfill all our expectations." Statt dessen sagte er: „I hope that this congress will fulfill all our expectorations" – „Ich hoffe, daß dieser Kongreß alle unsere Auswürfe erfüllen wird."

Wie angesehen die Ärzte damals in Wien waren, beweist am besten die Freimütigkeit, mit der sie gegenüber Mitgliedern des kaiserlichen Hauses auftraten. So wurde der Chirurg *Gussenbauer*, nachdem er einen Erzherzog operiert hatte, von dessen Kämmerer gefragt, ob er als Honorar den Franz-Joseph-Orden oder 10.000 Gulden vorziehe. Gussenbauers Antwort: „Ich nehme weder den Franz-Joseph-Orden noch 10.000 Gulden, weil ich nämlich 20.000 Gulden bekomme."

Der Chirurg *Weinlechner*, der stolz darauf war, aus einer oberösterreichischen Bauernfamilie zu stammen, hatte eine harmlose Balggeschwulst am Kopf Franz Josephs I. entfernt. Als der Kaiser bald darauf zur Eröffnung des neuen Diphtheriepavillons im Allgemeinen Krankenhaus kam, sah der Chirurg, daß sich am Kopf des allerhöchsten Patienten neuerlich eine solche Geschwulst gebildet hatte. Weinlechner näherte sich daraufhin dem Kaiser, deutete auf die Beule und sagte: „Majestät sind mir noch was schuldig!"

Adolf Zsigmondy, Chirurg und Professor für Zahnheilkunde an der Wiener Universität, wurde in die Hofburg berufen, um einen Zahn der Kaiserin Elisabeth zu plombieren. Nach erfolgter Behandlung befragt, ob er noch etwas brauche, meinte der Professor: „Ja, a Lavoir, a Saf und was zum Abtrocknen." Ein Türsteher brachte Waschbecken und Seife, doch das Handtuch fehlte, so daß Zsigmondy jammerte: „Was zum Abwischen!" Die Kaiserin borgte ihm ihr Taschentuch, und als der Professor das nächstemal in die Hofburg kam, erwarteten ihn Waschbecken, Seife, Handtuch und die Kaiserin, die ihm sagte: „Lieber Professor, diesmal waschen Sie sich bitte schon die Hände, bevor Sie mir in den Mund fahren!"

Leibarzt des Kaisers war anfänglich *Hermann Widerhofer*, über den Kaiserin Elisabeth in Ischl zu Bischof Mayer sagte: „Lieber Mayer! Widerhofer ist ein freisinniger Mensch, bekehren Sie ihn!" Als die Kaiserin den Bischof das nächstemal traf und fragte, ob er Widerhofer schon bekehrt habe, antwortete Mayer: „Nein, Majestät! Aber er hat mich ein bisserl freisinniger gemacht!"

Nicht jeder Arzt blieb gelassen, wenn er allerhöchsten Herrschaften gegenüberstand. Der ungarische Anatom *Michael Lenhossek* erschien in Audienz bei Franz Joseph I. und bat, im Vorzimmer noch seinen Zylinderhut aufbehalten zu dürfen, da er erkältet sei. Als er dann zum Kaiser gerufen wurde, ergriff er in der Aufregung einen neben ihm liegenden Zylinder und erschien mit zwei Hüten vor Franz Joseph. Der Monarch machte ihn lächelnd darauf aufmerksam, und Lenhossek erwiderte: „Es ist wahr, Majestät, zwei Hüte sind zuviel für einen Mann, der seinen Kopf verloren hat."

Geburtshelfer der kaiserlichen Familie war Professor *Carl Braun von Fernwald*, ein liebenswürdiger alter Herr, der auch im täglichen Leben unentwegt gynäkologische Fachausdrücke gebrauchte. Fand er im Hörsaal seinen Tisch und die Bänke verstaubt vor, rief er dem Saaldiener zu: „Karl, Ihre monatliche Reinigung ist diesmal sehr dürftig ausgefallen!"

In der österreichisch-ungarischen Monarchie hatten die Statthalter in den Ländern einmal im Jahr gemeinsam beim Kaiser in Wien zu erscheinen. Vor einer dieser Sammelaudienzen erschien der steirische Statthalter in Graz beim Internisten Professor *Friedrich Kraus*, der später nach Berlin ging, um sich ein paar Wochen lang mit Tabletten behandeln zu lassen, die aus Schilddrüsensubstanz bestanden. Zweck der Behandlung: Der Statthalter wollte möglichst frisch, aufgeweckt und vital vor dem Kaiser erscheinen. Als Professor Kraus nach der Rückkehr des Statthalters aus Wien die Behandlung fortsetzen wollte, erhielt er die gemütliche Antwort: „Na, dank schön, hier in Graz brauch i des net. Da kann i sein, wia i bin."

Gustav Klimt schuf um die Jahrhundertwende für die Wiener Universität die sogenannten Fakultätsgemälde. Als das Deckengemälde „Die Medizin" enthüllt wurde, erhob sich in der Öffentlichkeit ein Aufschrei der Entrüstung über Klimts sezessionistischen Stil. Einer der Wortführer der Kritik war *Eduard Pötzl*, der Vater des bekannten Psychiaters Otto Pötzl, der im März 1901 über das Gemälde in einem Artikel spottete: „Über ein junges, nicht übles Mädchen hinweg, das die Hände ringt – was aus mancherlei Gründen geschehen kann – schauen wir zu einigen älteren Herren hinauf, denen ersichtlich nicht wohl zu Mute ist. Der Eine leidet an Haarschwund, ein Zweiter hat Zahnweh, ein Dritter grimassiert gegen seinen Nachbar, der ihm vermutlich auf die Zehen getreten ist. Wir wenden uns nun zur linken Seite des Bildes, wo nur wenig klinisches Leben herrscht. Ganz oben werden uns zwei geheilte Akrobaten gezeigt, Mann und Frau, die gerade miteinander ein schweres Kunststück probieren. Ferner ist noch eine dralle Amme zu sehen, von deren Busen sich jedoch das Kind ganz unerklärlicherweise mit Abscheu abwendet. Nachdem wir noch einen anderen guten Bekannten aus der ‚Philosophie', nämlich einen in Äther schwimmenden Kindskopf, begrüßt haben, schließen wir unsere Rundschau über dem Haupt der Frau Doktorin. Mit liebenswürdigem Humor ist da ein brav sitzendes Kindchen gemalt, das wie eine heitere Illustration zu den Scheffel'schen Versen aussieht: ‚Den Leib halt allezeit offen und alles Andere gedeiht.' Im Grunde genommen ist das ja auch erfahrungsgemäß eines der wichtigsten Elemente der Medizin, und somit der Abschluß des Bildes ein ganz besonders glücklicher zu nennen."

Josef Breuer – „mein Kompagnon", wie ihn Sigmund Freud genannt hat – verzichtete, nachdem er seine Zusammenarbeit mit dem Schöpfer der Psychoanalyse aufgegeben hatte, auf eine wissenschaftliche Laufbahn und eröffnete eine Privatpraxis in Wien. Zu seinen Patientinnen gehörte die Schriftstellerin Marie Ebner-Eschenbach, die ihm zum Jahresbeginn 1883 das folgende Gedicht widmete:

„Ein stummer Vorwurf, Freund?
Ach nein, ein schmerzlich lauter,
Auf meines Merkbuchs Grund
Mit Sorgfalt auferbauter.
Im ganzen langen Jahr
Nur sieben Male schaut er
Sich ärztlich nach mir um,
Mein Doktor und Vertrauter?
Der Nächstenliebe Held,
Mir gegenüber flaut er,
Und seines Mitleids Strom
Vor'm Rabenhaus – da staut er.
Und doch Ich wanke nicht
Im Glauben still und lauter
An seiner Freundestreu,
Geschaut und ungeschauter!"

Der Schriftsteller *Peter Rosegger* traf in Graz auf der Straße seinen Hausarzt und klagte über eine lange Reihe von Leiden: Kopfschmerz, Rheuma, Magenbeschwerden usw. usw. „Aber Sie sehen doch recht gut aus", erwiderte der Arzt. Worauf Rosegger die klassische Patientenantwort gab: „Ja, im G'sicht fehlt mir ja auch nichts!"

Der Burgschauspieler Wilhelm Heim lud seinen Freund, den Arzt *Fritz Brunn,* zur Premiere einer neuen Komödie und zu einem anschließenden geselligen Beisammensein ein. „Wo treffen wir uns denn?" fragte der Arzt und erhielt zur Antwort: „Das wirst du schon sehen!" Der Abend der Premiere kam, und im zweiten Akt der Komödie wurde Heim von seinem Partner gefragt: „Was machst du denn heute abend?" – „Heute abend?" erwiderte der Schauspieler. „Heute abend habe ich eine Verabredung mit dem Dr. Brunn im Café Zentral!"

Zu den Stammgästen des Café Zentral zählte neben Leo Trotzki, der dort regelmäßig Schach spielte, der junge Bucharin, den die konspirative Tätigkeit so erschöpft hatte, daß er einem Nervenzusammenbruch nahe war. Er wandte sich daraufhin an Dr. *Alfred Adler,* den nachmaligen Schöpfer der Individualpsychologie, der ihm den simplen Rat gab, er möge sich ein Mädchen nehmen. Als Adler einige Zeit später seinen Patient fragte, ob das Mittel geholfen habe, erhielt er zur Antwort: „Wunderbar! Wir haben die ganze Nacht über die Kapitaltheorie von Rosa Luxemburg diskutiert!"

In der deutschen Medizin der wilhelminischen Zeit war die überragende Erscheinung der Pathologe *Rudolf Virchow,* der schon in frühen Jahren durch seine eigenwillige Persönlichkeit hervortrat. Als junger Privatdozent war er von der Gesundheitsbehörde nach Oberschlesien entsandt worden, um Maßnahmen zur Bekämpfung der dortigen Typhusepidemie vorzuschlagen. In dem Bericht, den er nach der Rückkehr dem preußischen Kultusministerium vorlegte, fand sich der bemerkenswerte Satz: „Der Oberschlesier wäscht sich im allgemeinen gar nicht, sondern überläßt es der Fürsorge des Himmels, seinen Leib zuweilen durch einen tüchtigen Regenguß von den angehäuften Schmutzkrusten zu befreien."

Virchow war ein brillanter Formulierer. So schrieb er in seiner 1858 erschienenen Zellularpathologie: „Der Körper ist ein Zellenstaat, in dem jede Zelle einen Bürger darstellt. Krankheit ist lediglich ein Konflikt der Bürger dieses Staates, den die Einwirkung äußerer Kräfte herbeiführt."

Obwohl die breite Öffentlichkeit von seinem Fachgebiet kaum etwas verstand, war Virchow sehr populär. Der Neubau des pathologischen Museums wurde von den Berlinern die „Kaiser-Virchow-Gedächtniskirche" genannt, eine Formulierung, die ganz und gar dem Selbstgefühl des großen Arztes entsprach, der über seine Jugend im hinterpommerschen Schivelbein einmal geschrieben hatte: „In meinem siebten Lebensjahre kam ich auf die Stadtschule, wo ich mir freilich die Zufriedenheit meiner Lehrer erwarb, aber doch durch den Umgang mit roheren Mitschülern mir manche Untugend aneignete. Mochte mir ein solcher Umgang auch oft zuwider werden, so fesselte doch die Zuneigung, die sie gegen mich an den Tag legten, meinen jugendlichen Ehrgeiz, der sich besonders in dem Titel eines K ö n i g s gefiel."

Dieses Selbstbewußtsein blieb Virchow auf seinem weiteren Lebensweg treu. Einmal unterhielt er sich mit dem jungen Carl Ludwig Schleich über den Gottesbegriff und meinte: „Lesen Sie bei Kant, was er von den sogenannten Beweisen für das Dasein Gottes gedacht hat!“ Schleich erwiderte: „Aber man befindet sich mit dem Gottesglauben in einer sehr guten Gesellschaft. Ich kenne keinen ganz überragenden bedeutenden Menschen, der nicht an so etwas wie Gott oder Geist der Natur geglaubt hat!“ – „Halten Sie mich nicht für bedeutend?“ fragte Virchow. Verlegen stammelte Schleich: „Natürlich!“ Darauf Virchow: „Na also!“

Im Examen war Virchow von unerbittlicher Strenge und gab dafür die ironische Begründung: „Einmal im Leben wenigstens muß doch ein Arzt auf der Höhe der Wissenschaft sein!“

Ein Kandidat antwortete auf die Frage nach der Dosierung eines Abführmittels: „Einen Eßlöffel voll!“ Darauf Virchow: „Danke! Das genügt für Ihren Durchfall!“

Ein anderer Kandidat antwortete auf die Frage, ob er sich vorbereitet habe: „Selbstverständlich, sonst hätte ich mich nicht bei Ihnen eingefunden, Herr Geheimrat!“ Virchow wies ihn zurecht: „Gewöhnen Sie sich solche freche Redensarten ab. Ich muß mir das ja gefallen lassen, aber Ihre Patienten haben das später nicht nötig!“

Selbst wenn er Nachsicht übte, konnte Virchow verletzend sein. Einen Kandidaten ließ er mit den Worten durchs Examen: „Es laufen schon so viele dumme Ärzte herum, da kommt es auf einen mehr oder weniger auch nicht mehr an!“

Der Berliner Ärztekongreß des Jahres 1890 wurde wie üblich mit einem Ball abgeschlossen. Der Breslauer Augenarzt Cohn meinte dazu, daß derartige Medizinerbälle eigentlich völlig überflüssig seien. „Sagen Sie das nicht“, erwiderte Virchow. „Man muß die Fähigkeiten jedes Arztes nützen. Wer nicht mitreden kann, soll wenigstens mittanzen!“

Auch in sprachlichen Fragen war Virchow ein Pedant. „Ich bedaure, daß Sie sich umsonst bemüht haben“, sagte ihm die Witwe eines Patienten, der er den Tod ihres Gatten mitgeteilt hatte. „Umsonst ja nun gerade nicht“, korrigierte sie Virchow, „aber vergeblich.“

Trotz seiner intensiven Tätigkeit als Arzt, Lehrer und Forscher fand Virchow Zeit zu politischer Aktivität. Als Gründer und Führer der Fortschrittspartei war er im Preußischen Landtag einer der bedeutendsten Gegner *Bismarcks.* Nachdem er den Vorwurf erhoben hatte, Kiel sollte an Rußland ausgeliefert werden, fragte ihn Bismarck: „Halten Sie es nicht für möglich, daß jemand, der die Anatomie im Nebenfach betreibt, einem wohlgesinnten Auditorium etwas Verkehrtes einreden kann, das Sie selbst viel besser beurteilen, aber eben nur vor einem Publikum widerlegen können, das mit allen Details vertraut ist!“ Virchow replizierte: „Ich will nur wünschen, daß es dem Herrn Ministerpräsidenten gelingt, unter den Diplomaten Europas eine ähnlich anerkannte Stellung zu finden, wie ich sie unter meinen Spezialkollegen gefunden habe.“ Darauf Bismarck: „Ich unterschreibe diesen Wunsch in voller Aufrichtigkeit. Wenn aber Herr Virchow auf mein Feld unzünftig übergeht, so muß ich ihm sagen, daß über Politik sein Urteil ziemlich leicht für mich wiegt. Ich glaube wirklich, meine Herren, ohne Überhebung, diese Dinge verstehe ich besser!“

Im Gegensatz zu seinem Zeitgenossen Virchow war der große Forscher *Robert Koch* ein bescheidener Mensch. Eines Tages besuchte ihn ein junger Arzt in seinem Laboratorium und sah, wie sich der Bakteriologe intensiv mit einem zugedeckten Topf auf einem Spirituskocher beschäftigte. „Nun raten Sie mal, was in diesem Topf kocht“, sagte Robert Koch. „Kugelbakterien!“ – „Nein!“ – „Streptokokken!“ – „Nein!“ – „Spirochäten!“ – „Nein!“ – „Dann bin ich am Ende meiner Weisheit, Herr Professor“, sagte der junge Arzt. Worauf Robert Koch den Deckel lüftete und sagte: „Würstchen, mein Lieber, Würstchen!“

Einer der Schüler Robert Kochs war *Emil Behring*, der als Begründer der Blutserumtherapie den Nobelpreis erhielt. Behring vertrat sehr unorthodoxe Ansichten. Als der Hamburger Mediziner Hans Much als Assistent zu ihm kam, empfing er ihn mit den Worten: „Wenn Sie etwas leisten wollen, dann vergessen Sie alles, was Sie bisher gelernt und an Fachliteratur gelesen haben, denn es ist so gut wie alles Unsinn. Wenn Sie allerdings schnell vorwärtskommen wollen, dann machen Sie ruhig den ganzen Unsinn mit – aber, bitte, nicht bei mir!“

Nachdem Robert Koch den Erreger der Cholera entdeckt hatte, schluckte *Max Pettenkofer* einen Kubikzentimeter einer frischen Bouillonkultur von Cholerabazillen und rechtfertigte diesen Selbstversuch, den er überlebte, mit den Worten: „Selbst wenn ich mich täuschte, und der Versuch lebensgefährlich wäre, würde ich dem Tode ruhig ins Auge sehen, denn es wäre kein leichtsinniger oder feiger Selbstmord. Ich stürbe im Dienste der Wissenschaft wie ein Soldat auf dem Felde der Ehre. Der Mensch, der höher stehen will als das Tier, muß bereit sein, auch Leben und Gesundheit für höhere, ideale Güter zu opfern."

Pettenkofer, der seit 1865 Professor der Hygiene in München war, ließ nichts unversucht, um die Erfordernisse seines Faches zu propagieren. So hielt er Aufklärungsvorträge beim Militär und fragte am Schluß einer dieser Instruktionsstunden: „Unteroffizier, was unternehmen Sie, um das Trinkwasser keimfrei zu machen?" – „Um das Wasser keimfrei zu machen, kochen wir es zuerst und dann filtrieren wir es auch noch, Herr Professor!" – „Und dann?" fragte Pettenkofer weiter. – „Und dann trinken wir vorsichtshalber Bier, Herr Professor!"

Bei einer seiner Besichtigungsreisen kam Pettenkofer in eine höchst schmutzige Badeanstalt in Berlin und sagte nach einem Rundgang: „Ich sehe, hier badet der Verein für Gesundheitsunwesen!"

Als Prüfer war Pettenkofer gemütlich. Einen Kandidaten, der als Therapie Morphium in einer gänzlich unzulässigen Dosis genannt hatte, fragte er: „Und nun sagen Sie mir bitte noch, was Sie als Todesursache angeben?"

Einen anderen Kandidaten ließ er mit den Worten durchs Examen: „Lieber Herr Doktor, ich gratuliere Ihnen herzlich. Aber beginnen Sie Ihre Praxis in einer anderen Stadt als München. Hier ist die Sterblichkeit sowieso schon erschreckend groß."

Der Münchener Psychiater *Kraepelin* unterhielt sich einmal mit dem Literaturhistoriker Muncker über die Frage, ob der alte Goethe eigentlich noch normal gewesen sei. Muncker vertrat die Auffassung, daß Goethe, streng genommen, eigentlich nie normal gewesen sei; dieser Ausdruck passe ganz einfach nicht auf ein Genie. Dadurch ermutigt, erklärte Kraepelin: „Im zweiten Teil des Faust erkennt man bereits Spuren beginnender Gehirnerweichung." Als der Literaturhistoriker entrüstet widersprach, klopfte ihm der Psychiater auf die Schulter und sagte: „Mein lieber Freund, das kann ich besser beurteilen. Solche Leute kommen täglich zu mir in die Sprechstunde."

In einer Vorlesung stellte Kraepelin einen Patienten vor, der an dem Wahn litt, unermeßlich reich zu sein. Er weigerte sich jedoch hartnäckig vor den Studenten, die Größe seines Reichtums zu nennen, und gab als Begründung an: „Aber Herr Professor, sehen Sie doch die vielen Herren hier, die alle nur darauf warten, mich anzupumpen!" Worauf Kraepelin unter allgemeinem Gelächter erklärte: „Hier haben Sie ein ausgezeichnetes Beispiel für das, was wir in der Psychiatrie ‚lichte Momente' nennen. Der Patient gibt inmitten seiner Wahnvorstellungen einer durchaus berechtigten Befürchtung Ausdruck!"

Der Berliner Psychiater *Emanuel Mendel* stellte im Verlauf seiner berühmten Vorlesung über Zurechnungsfähigkeit eine jüdische Patientin vor und fragte sie: „Kennen Sie mich?" Worauf die Dame antwortete: „Ich bitt' Sie, Herr Professor, wer kann alle Jiden kennen?"

Der Berliner Kliniker *Frerichs* war außergewöhnlich zynisch. Ein todkranker Patient fragte ihn: „Herr Professor, ich werde doch wieder gesund?" – „Selbstverständlich, ganz gesund", antwortete Frerichs und sagte im gleichen Atemzug leise zu dem ihn begleitenden Assistenten: „Nicht wahr, Herr Kollege, Sie heben mir das Sektionsprotokoll auf!"

Als sich Frerichs im vorgerückten Alter wieder verheiraten wollte, hielt er um die Hand seiner Haushälterin mit den Worten an: „Mein Fräulein, darf ich Sie fragen, ob Sie meine Witwe werden wollen?"

Ein Patient Frerichs, ein überaus lebenslustiger Schauspieler, der zahlreiche Verehrerinnen hatte, war gestorben. In Ärztekreisen ging das Gerücht um, es seien ihm zu große Mengen Belladonna verschrieben worden. Als Frerichs davon hörte, erklärte er: „Der Mann ist nicht an Belladonna, sondern an der Donna bella gestorben."

Bei einem Mittagessen saß Frerichs neben einer Dame, die ihm ausführlich ihre sämtlichen Krankheitssymptome schilderte und schließlich fragte: „Was raten Sie mir zu tun, Herr Geheimrat?" Frerichs antwortete: „Ich rate Ihnen, sich an einen tüchtigen Arzt zu wenden!"

Mit zunehmendem Alter wurde Frerichs immer wortkarger und seine Verschreibungen dementsprechend immer knapper. Der Diener in seiner Klinik wußte das und pflegte an manchen Tagen die wartenden Patienten zu informieren: „Heute ist Marienbad dran!"

Friedrich Wilhelm IV. wurde bei seiner letzten Krankheit von seinem Leibarzt *Lukas Schönlein* und von Geheimrat *Weiß* behandelt. Als die Königin auch noch die Heranziehung von Professor *Nix* aus München wünschte, widersprach Schönlein mit der

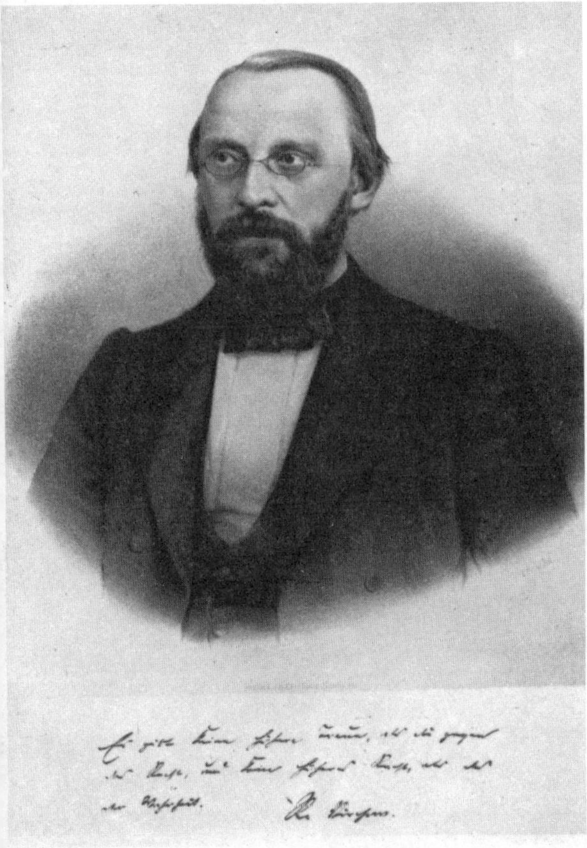

6 *Rudolf Virchow*

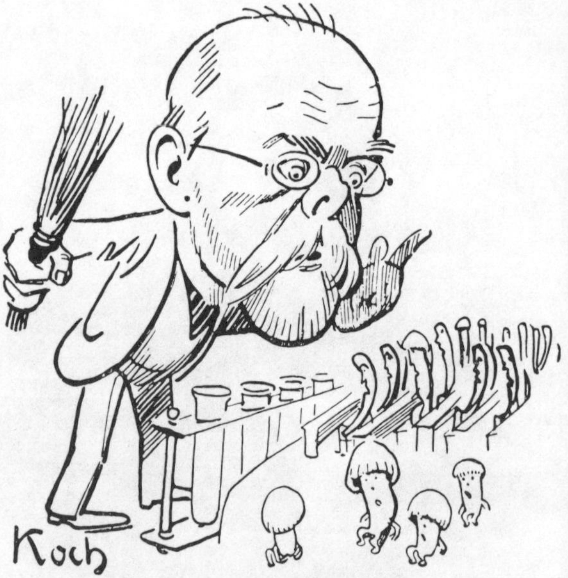

7/8 *Oben Robert Koch; unten Emil Behring*

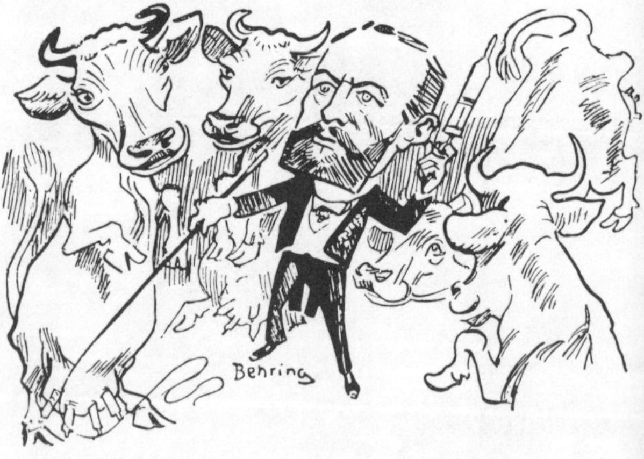

Bemerkung: „Das geht nicht. Es würde ja dann unter den Bulletins stehen: Schönlein–Weiß–Nix."

Als Bismarck von einem Gallenleiden befallen wurde, konsultierte er auf Anraten seines Sohnes Herbert den Geheimrat *Ernst Schweninger.* Bei der ersten Untersuchung antwortete der Staatsmann auf alle Fragen so unwirsch, daß Schweninger schließlich sagte: „Wenn Sie keine Fragen wollen, dann wenden Sie sich am besten an einen Tierarzt. Der ist solche Methoden gewöhnt." Kleinlaut erwiderte Bismarck: „Wenn Sie so tüchtig sind wie grob, müssen Sie ein ausgezeichneter Arzt sein!"

Ein hoher Offizier kam in Schweningers Ordination und antwortete auf die Frage, was er bisher gegen seine Beschwerden getan habe, er sei lediglich bei einem Apotheker gewesen. „Und welchen idiotischen Rat hat Ihnen der Apotheker gegeben?" fragte Schweninger. „Er hat gesagt, ich soll zu Ihnen gehen", antwortete der Offizier.

An der Berliner Universität lehrte der Pathologe und Anatom *Otto Lubarsch,* der in jedem Semester seine Vorlesung jeweils mit der Feststellung einleitete: „Meine Herren, ich heiße Lubarsch. Die dazu passenden Witze sind alle bereits gemacht worden. Ich danke Ihnen, meine Herren."

Der in Halle lehrende Anatom *Wilhelm Roux* hatte die Schriftstellerin Lisbeth Dill kennengelernt. Als er hörte, daß sie zum Ball bei Professor Bramann eingeladen sei, bat er um den Platz an ihrer Seite, was von Frau Bramann mit dem Bemerken abgelehnt wurde, er sei zu alt. Die Schriftstellerin wiederum, die er schriftlich gebeten hatte, einen entsprechenden

Wunsch zu äußern, erklärte, sie greife dem Schicksal ungern in die Speichen. Als sie dann beim Ball doch nebeneinandersaßen, fragte die Schriftstellerin den Anatomen, wie er das gemacht habe. Strahlend verkündete Roux: „Ich habe Bramann meine schönste Leiche geschenkt."

In Berlin wurde eine junge Frau in die Klinik des berühmten Gynäkologen *Ernst Bumm* eingeliefert. Die Ärzte versammelten sich um ihr Bett, und sie hörte, wie einer von ihnen sagte: „Wenn es Schwierigkeiten gibt, rufen wir am besten Bumm." – „Und Sie glauben, daß das hilft?" fragte die Patientin mißtrauisch.

Die Gattin eines bekannten Berliner Konfektionärs kam wegen einer bevorstehenden Operation zu Bumm in die Ordination. Als die Rede schließlich auf das Honorar kam, meinte sie neckisch: „Ach, wissen Sie, Herr Geheimrat, eigentlich ist mein Mann nur ein kleiner Herrenschneider." „Gnädige Frau", sagte Bumm, „Kollegen zahlen bei mir halbe Preise."

Nach einem populärwissenschaftlichen Vortrag kam ein Zuhörer zu Bumm und sagte: „Wenn ich Sie richtig verstanden habe, Herr Professor, dann sind Sie der Ansicht, daß die jungen Frauen von heute durch den Sport viel leichter gebären als früher?" „Mitnichten", antwortete der Gynäkologe. „Ich habe lediglich gesagt, daß die Mädchen von heute durch den ungezwungenen Umgang mit jungen Männern beim Sport viel leichter schwanger werden als früher."

An der Tür Professor *Kreibichs*, des Ordinarius für Dermatologie an der Deutschen Universität in Prag, hing ein Schild mit der Aufschrift: „Vorstand der

Dermatologischen Station." Ein Patient redete daraufhin Kreibich hartnäckig mit „Herr Stationsvorstand" an, bis der Dermatologe schließlich sagte: „Warten Sie, ich werde Sie dem Herrn Geschlechtsverkehrsassistenten übergeben!"

Dem Physiker *Hermann von Helmholtz*, der als Lehrer der Anatomie an der Berliner Kunstakademie begonnen hatte, gelang die bahnbrechende Erfindung des Augenspiegels. Helmholtz war ein sehr selbstbewußter Herr, der das Ergebnis seiner optischen Studien in die Worte zusammenfaßte: „Einem irdischen Optiker würde ich ein so unvollkommenes Instrument wie das Menschenauge wieder zurückgeben."

Helmholtz wurde, wie Wilhelm Spohr erzählt, einmal dem Fürsten eines deutschen Kleinstaates vorgestellt. Der hohe Herr hatte die Gewohnheit, sich von seinem Adjutanten Stichworte ins Ohr flüstern zu lassen, damit er wußte, worüber er jeweils konversieren sollte. Bei der Vorstellung des großen Physikers flüsterte der Adjutant: „Augenspiegel", der Fürst sah einen Augenblick lang verdutzt drein, dann erhellte sich sein Antlitz und scherzhaft mit dem Finger drohend, sagte er zu Helmholtz: „Eulenspiegel!"

Als Helmholtz im Jahre 1886 zum Vizekanzler der Friedensklasse des Ordens Pour le mérite gewählt wurde, begab er sich zu Adolph von Menzel, dem Ordenskanzler, und fragte ihn, was er nun zu tun habe. Der große Maler antwortete: „Da kann ich Ihnen nur das gleiche sagen, was mir seinerzeit Ranke zur Antwort gab, als ich das Amt von ihm übernahm: ‚Als Vizekanzler haben Sie weiter nichts zu tun, als zu warten, bis ich tot bin, um dann Kanzler zu werden.'"

Im Jahre 1905 entdeckte der Protozoenforscher *Fritz Schaudinn* in Zusammenarbeit mit dem Dermatologen Erich Hoffmann den Erreger der Syphilis. Da das Stadium der progressiven Paralyse oft gleichbedeutend mit einer schöpferischen Phase ist, in der einige Künstler bedeutende Werke geschaffen haben, meinte Hoffmann: „Wenn die Syphilis einmal wirklich aussterben sollte, werden die Genies viel seltener werden . . ."

Der Serologe *Paul Ehrlich* schuf mit dem Salvarsan ein wirkungsvolles Mittel zur Bekämpfung der Syphilis. In Berlin erzählte man daraufhin, Wilhelm II. habe erklärt: „Wie soll man den Ehrlich denn ehren? Einen Orden hat er schon, den Adel kann er nicht bekommen, weil er Jude ist, und zum Hoflieferanten kann ich ihn schwerlich ernennen!"

Wilhelm II. war auch als Patient ganz und gar Monarch. So trug sein Hofmarschall Graf Robert Zedlitz-Trützschler am 26. November 1907 über ihn in sein Tagebuch ein: „Er litt unter einem starken Schnupfen und war hierüber, wie fast immer, sehr deprimiert. Generalarzt Ilberg wollte ihm noch gut zureden und sprach von einem ‚kleinen Schnupfen', da richtete sich der Kaiser plötzlich auf, sah ihn ganz ernst an und sagte: ‚Ein großer Schnupfen – bei mir ist alles groß.'"

Das Salvarsan wurde von den Höchster Farbwerken ursprünglich unter dem Namen „Ehrlich-Hata 606" erzeugt, was zu folgendem Scherz-Dialog Anlaß gab: „Was halten Sie von der Hausse in Höchster

Farbwerken?" – „Die Aktien werden bis 606 steigen." – „Wenn Sie es Ehrlich sagen, wird es wohl stimmen."

Die Studenten hatten ein freches Verslein gedichtet:

„Und hast du auch die Lues,
Du süße kleine Hex',
Ich laß es nicht, ich tu es,
Wir haben ja Ehrlich-Hata-606."

Auch Ärzte pflegen sich nicht immer an ärztliche Anordnungen zu halten oder sie zumindest auf ihre Art auszulegen. Darüber weiß der Internist *Gustav von Bergmann* aus seiner Assistentenzeit bei Paul Ehrlich zu berichten. Ehrlich war ein Kettenraucher von schweren Importzigarren. Sein Hausarzt raffte sich schließlich auf und sagte ihm: „Eine Stunde pro Tag müssen Sie sich in der frischen Luft bewegen." Ehrlich ließ daraufhin am nächsten Tag seine Pferdekutsche kommen, bestieg sie mit einer Importzigarre in der Hand und ließ sich eine Stunde lang durch den Frankfurter Wald kutschieren. Bergmann schließt seinen Bericht über diese Begebenheit mit den Worten: „Wenn er zurückkehrte, war das ganze Coupé, dessen Fenster selbstverständlich geschlossen blieben, eine gewaltige Rauchhöhle, in der er das Nikotin mit noch viel größerer Wonne inhaliert hatte als in seinem Institut. Aber er blieb sehr stolz darauf, wie brav er die Vorschrift seines Hausarztes befolgte."

Wilhelm Röntgen erhielt im Jahre 1901 für die Entdeckung der nach ihm benannten Strahlen den ersten Nobelpreis für Medizin. Seine Entdeckung (zeitgenössischer Knittelvers: „Die Röntgenstrahlen sind nicht nett, sie schaun durch Kleider und Korsett!") war, wie so viele Neuerungen, anfänglich umstritten. Röntgen unterhielt sich darüber mit dem jungen Chirurgen *Ferdinand Sauerbruch*, der ihm sagte: „Das Röntgenbild kann nur die Bestätigung einer Diagnose sein, niemals ihr Ausgangspunkt. Mit seinen Händen, vor allem mit seinem Kopf muß der Arzt die Diagnose stellen, nicht mit einem toten Mechanismus!" Röntgen erwiderte gelassen: „Wo viel Röntgenlicht ist, muß auch Röntgenschatten sein ..."

Der große französische Chemiker *Louis Pasteur* hat in seiner Antrittsvorlesung an der Universität von Lille zur grundsätzlichen Problematik wissenschaftlicher Neuerungen Stellung genommen, indem er sagte: „Ohne Theorie ist die Praxis nur gewohnheitsmäßige Routine. Sie kennen doch Benjamin Franklins treffende Bemerkung? Er war Zeuge der Vorführung einer rein wissenschaftlichen Entdeckung, und die Leute um ihn herum fragten: ‚Aber was nützt das denn?' Franklin antwortete: ‚Was nützt denn ein neugeborenes Kind?'"

Die Besessenheit seines Forscherdranges hat Pasteur einmal in die Worte gefaßt: „Ich bin ein Feind der Jagd und könnte keinen Spatzen töten. Wenn es aber gilt, der Menschheit zu helfen, bin ich bedenkenlos bereit, Schafe mit Milzbrand, Hunde mit Tollwut und jedes nur denkbare Tier mit jedem nur denkbaren Bazillus zu infizieren."

Pasteurs Entdeckung, daß bei der Alkoholgärung Mikroorganismen mitwirken, war von großer Bedeutung für die Brauindustrie. Als man im Laboratorium des Forschers wieder einmal entsprechende Versuche anstellte, kostete einer seiner Mitarbeiter das Bier, das sie hergestellt hatten, und erklärte: „Jetzt ist es perfekt." Pasteur, der Bier nicht mochte, ließ einige Tropfen auf einen Objektträger fallen, schob ihn unter das Mikroskop und erklärte nach sorgfältiger Beobachtung: „Ja, Sie haben recht. Es ist wirklich perfekt."

Nach dem Deutsch-Französischen Krieg 1870/71 schickte Pasteur der Bonner Universität die Urkunde der Promotion zum Doktor honoris causa zurück und schrieb dazu: „Die Wissenschaft hat kein Vaterland, aber der Wissenschaftler sehr wohl."

Ein Zeitgenosse Pasteurs war der Dermatologe *Philippe Ricord*, der für seinen scharfen Witz bekannt war. Nach den Heilungsaussichten eines Patienten befragt, erklärte er: „Er wird davonkommen, denn er leidet an einer Krankheit, die nur ein Patient unter hundert überlebt. Neunundneunzig habe ich schon sterben gesehen – er ist der hundertste."

Ein würdiger alter Herr, der mindestens achtzig Jahre zählte, betrat die Ordination des Dermatologen und wurde von Ricord mit den Worten begrüßt: „Zunächst Monsieur, meine herzlichsten Glückwünsche!"

Georges Clemenceau hatte Medizin studiert und kurze Zeit den ärztlichen Beruf ausgeübt, ehe er sich der Politik zuwandte. Zwischen seinem Bruder, der sich nicht wohl fühlte, und ihm entspann sich eines Tages folgender Dialog: „Ich spüre eine so seltsame Müdigkeit." – „Du arbeitest zu viel." – „Und eine unüberwindliche Langweile." – „Du hörst dir zu viel zu."

Als Clemenceau bereits längst Ministerpräsident war, wurde er von seinen Parteifreunden gefragt, ob er nicht für das Amt des Präsidenten der Republik kandidieren wolle. „Nein, danke", erwiderte Clemenceau. „Es gibt zwei völlig unnütze Dinge auf der Welt: die Prostata und das Amt des französischen Staatspräsidenten."

Clemenceau war nicht der einzige Arzt, der in die Politik ging. Führer der österreichischen Sozialdemokraten war Dr. *Viktor Adler,* den der Historiker Richard Charmatz den „Staatsarzt Österreichs" genannt und dem Josef Luitpold Stern zum 60. Geburtstag ein Gedicht gewidmet hat, in dem es heißt:

„Hast du schon einen bess'ren Arzt gesehn?
Die Zeitenwunde sah er eitrig klaffen,
die Menschen hieß er sich zusammenraffen
und an das Werk der Selbsterlösung gehn,
die Krankheit Armut aus der Welt zu schaffen.
Die Kur ist scharf. Urkraft wird auferstehn.
O bester Doktor, den ich je gesehn!"

In Piemont gab es zur Zeit des Risorgimento einen Chirurgen, der sich politisch so radikal betätigte, daß ihm der Prozeß gemacht wurde. Sein Kollege Professor *Antonio Carle* erschien als Zeuge vor Gericht und wurde vom Vorsitzenden gefragt: „Halten Sie den Angeklagten für gefährlich?" Carle antwortete: „Höchstens als Chirurgen."

Carle hatte an einem pensionierten General einen harmlosen Eingriff vorzunehmen. Der alte Krieger fürchtete sich aber sehr vor der Operation und fragte den Chirurgen: „Und was geschieht, wenn mir etwas zustößt?" „Dann bekommen Sie ein Begräbnis, das Ihrem hohen militärischen Rang entspricht", tröstete ihn Carle.

Guido Baccelli, Professor der Medizin an der Universität Rom, hatte es bis zum Unterrichtsminister gebracht und war damit auch oberster Chef des „Consiglio Superiore delle Belle Arti". Als der neapolitanische Maler Morelli wegen einer Meinungsverschiedenheit aus diesem Rat der schönen Künste austrat, sagte ein aufgebrachter Abgeordneter zum Minister: „Eines seiner Bilder ist mehr wert als hundert Ihrer Rezepte." „Na schön", erwiderte Baccelli gelassen, „dann lassen Sie sich, wenn Sie das nächstemal krank sind, von Morelli malen."

Im viktorianischen England gab es unzählige Firmen, die mit marktschreierischen Methoden für obskure Medikamente warben. Einer der bekanntesten Pillenerzeuger war „Professor" *Thomas Holloway*, der es sogar zustande brachte, eine Reklametafel für seine „Medizinalpillen" an der Cheopspyramide anbringen zu lassen. Die Exzesse der Pharma-Werbung stießen schon damals auf Kritik. So schrieb die angesehene Zeitschrift „Quarterly Review" im Jahre 1855 über Holloway: „Es ist geradezu unglaublich, daß eine einzige Firma alljährlich eine Summe für Pillen- und Salbenreklame ausgibt, die dem Jahresetat eines kleineren deutschen Fürstentums entspricht."

Eine starke Konkurrenz für „Professor Holloways Medizinalpillen" waren „Cockles Gallenpillen". Die Firma Cockle bevorzugte die sogenannte Referenzwerbung. Zehn Herzöge, fünf Marquis, siebzehn Earls, acht Viscounts, sechzehn Lords, ein Erzbischof, fünfzehn Bischöfe, der Generaladjutant und der Generalstaatsanwalt bekannten sich in Inseraten als Abnehmer von Cockles Gallenpillen. Die „Edinburgh Review" schrieb daraufhin einmal: „Die Werbung der Firma Cockle gibt zu Besorgnis hinsichtlich des Gallenzustandes der herrschenden Klasse Anlaß."

Eine andere Pillenfirma gehörte dem Großvater des berühmten Dirigenten *Sir Thomas Beecham.* Auch der alte Beecham war in der Wahl seiner Werbemethoden recht skrupellos. Ein Pfarrer in London hatte kein Geld, um für seine Gemeinde neue Gesangsbücher anzuschaffen. Die Firma Beecham stiftete die Bücher, doch soll der Kirchenchor, als sie das erstemal benützt wurden, gesungen haben:

„Horch, die sel'gen Engel droben
Beechams Wunderpillen loben,
Die für Mütterlein und Kind
Reinstes Himmelslabsal sind."

Auf dem Schwarzen Brett eines angesehenen Londoner Spitals hing eines Tages folgender Zettel: „Chefarzt *Dr. Whilton* teilt seinen Mitarbeitern, Patienten und Schülern mit, daß ihm die hohe Ehre zuteil geworden ist, zum Leibarzt Ihrer Majestät, der Königin Victoria, ernannt zu werden." Am nächsten Tag hatte eine unbekannte Hand daruntergeschrieben: „God save the Queen!"

Von Whilton stammt übrigens ein sehr handfestes Rezept gegen die Grippe; es lautet: „Man lege sich ins Bett, hänge seinen Hut ans Fußende und trinke so viel Whisky, bis man zwei Hüte sieht!"

Schlagfertigkeit wird aber auch von viktorianischen Patienten überliefert. So soll Premierminister *Lord Palmerston* auf dem Krankenbett zu seinem ihn aufmunternden Arzt gesagt haben: „Beruhigen Sie sich, lieber Doktor! Sterben ist wirklich das Letzte, was ich tun werde!"

Palmerstons Gegenspieler, *Benjamin Disraeli,* war als Politiker ständig mit dem Problem konfrontiert, Menschen gegenüberzustehen, an die er sich nicht erinnerte. Er löste es folgendermaßen: „Wenn ich jemanden treffe, dessen Name mir nicht einfällt, dann gebe ich mir zwei Minuten Zeit. Wenn mir dann der Name noch immer nicht eingefallen ist, frage ich ihn, was sein altes Leiden macht. Das garantiert eine sofortige, angeregte Konversation."

Am 21. Juni 1887 feierte Königin Victoria die 50. Wiederkehr ihrer Thronbesteigung. Aus diesem Anlaß fand in London ein großer Festzug statt, in dem auch ihr Schwiegersohn, der deutsche Kronprinz, der ein Jahr später an Kehlkopfkrebs starb, mitritt. Auf einem Schimmel, in der weißen Uniform des Garde du Corps mit silbernem Harnisch, bot er einen strahlenden Anblick. Als er an dem Haus des berühmten Laryngologen *Sir Felix Semon* vorbeizog, rief Lady Semon, die den Festzug vom Fenster aus verfolgte, von seinem Anblick überwältigt, aus: „Lohengrin!" Worauf sie ihr Gatte, der neben ihr stand, mit dem geübten Blick des Diagnostikers korrigierte: „Das ist nicht Lohengrin! Das ist der Komtur aus Don Giovanni!"

Conan Doyle, der Schöpfer des berühmten Kriminalhelden Sherlock Holmes, war von Beruf Arzt. Als Vorbild für seinen Meisterdetektiv diente ihm der Edinburgher Chirurg Professor Joseph Bell, der zu sagen pflegte: „Die meisten Leute sehen zwar, aber sie beobachten nicht." Bell beobachtete zwar, aber Blamagen blieben ihm dabei nicht erspart. So wurde einmal ein Mann in seine Vorlesung gebracht, den Bell kurz betrachtete und dann erklärte, es handle sich um einen Militärmusiker. Als Begründung gab er an: „Der Mann hat einen kurzen Haarschnitt und eine oben blasse, weiter unten gebräunte Stirn. Also Soldat. Außerdem leidet er an Lähmung der Backenmuskulatur infolge Überanstrengung. Welches Instrument blasen Sie, mein Freund?" Der Mann antwortete: „Die Pauke, Herr Professor!"

Auch *David Livingstone*, der berühmte Afrikaforscher, war von Beruf Arzt. Er bezeichnete seine Reisen, in deren Verlauf er 27 Malariaanfälle überstand, als „verlängertes Picknick, ausgezeichnet für die Gesundheit und angenehm für diejenigen, die sich nicht über Kleinigkeiten aufregen", nannte die Medizinmänner, denen er begegnete, „meine Berufskollegen" und faßte die bei seinen Expeditionen gewonnenen Eindrücke in dem Satz zusammen: „Die seltsamste Krankheit, der ich je begegnet bin, ist das gebrochene Herz; an ihm leiden freie Männer, die gefangen und zu Sklaven gemacht wurden."

Im Jahre 1906 veröffentlichte *George Bernard Shaw* seine Komödie „Doctor's Dilemma", in der deutschen Übersetzung als „Der Arzt am Scheidewege" bekannt. Der Buchausgabe des Theaterstückes stellte Shaw eine fast hundert Seiten umfassende Abhandlung voraus, in der er eine Fülle von ketzerischen Gedanken äußerte: „Medizin ist keine Wissenschaft, sondern eine Kunst." – „Ärzte gleichen den übrigen Engländern; die meisten haben keine Ehre und kein Gewissen." – „Ärzte sehen eher zu, wie ein Kollege einen ganzen Landstrich dezimiert, als gegen den Berufskodex zu verstoßen und gegen ihn aufzutreten."

Am Schluß der Abhandlung erteilte Shaw folgende Ratschläge: „Behandle einen Chirurgen wie du einen Henker behandeln würdest." – „Behandle Leute, die behaupten, Krankheiten heilen zu können, wie du Wahrsager behandeln würdest." – „Jeder Arzt sollte verpflichtet sein, auf dem Türschild neben seinem Namen die Inschrift zu führen: ‚Auch ich bin sterblich.‘ “

In dem Theaterstück ließ Shaw den alten und weisen Arzt Sir Patrick Cullen folgende Gedanken äußern: „Ich habe mit Impfungen Leute getötet und Leute geheilt und es aufgegeben, weil ich nie sagen konnte, ob ich nun töten oder heilen werde.“ – „Ich verkleinere Ihre Entdeckung nicht. Die meisten Entdeckungen werden regelmäßig alle 15 Jahre gemacht. Ihre dagegen ist schon seit 150 Jahren nicht gemacht worden.“ – „Das Chloroform hat viel Unheil angerichtet. Dank ihm kann jetzt jeder Narr Chirurg werden.“

Es blieben noch genug Bosheiten für die übrigen Personen des Stückes übrig. So sagt im „Arzt am Scheidewege“ Sir Ralph Bloomfield Bonington: „Die Welt wäre viel gesünder, wenn man jede Apotheke in England zusperren würde“, und Sir Colenso Ridgeon, für den Shaw den bekannten Londoner Arzt *Sir Almos Wright* zum Vorbild nahm, erklärt: „Wir Ärzte sind kein Beruf, wir sind eine Verschwörung.“

Hohn und Spott vermochten freilich nichts daran zu ändern, daß an der Wende vom 19. zum 20. Jahrhundert eine neue Generation brillanter Ärzte heranwuchs. In Breslau entwickelte der junge *Ferdinand Sauerbruch,* Assistent bei Professor Mikulicz, die Unterdruckkammer, mit deren Hilfe bisher unmöglich gewesene Operationen im Brustkorb vorgenommen werden konnten. Sauerbruch erprobte die neue Kammer, indem er einem Hund einen Lungenflügel entfernte, und gab seiner Freude über die gelungene Operation Ausdruck, indem er einer befreundeten

Dame auf offener Postkarte schrieb: „Er lebt, er liebt, er frißt, er säuft!"

Sauerbruch lebte in Breslau in Untermiete bei einer Frau, die ein Kind mit einem verwachsenen After zur Welt brachte. Der junge Arzt wurde gebeten, das Übel zu beheben, und als man ihn nachher fragte, ob der Eingriff schwierig gewesen sei, meinte er: „Schwierig ist kein ganz zutreffender Ausdruck, ich würde eher sagen schmierig."

Das für Sauerbruch charakteristische Selbstbewußtsein trat bereits früh zutage. Als ihm eines Tages während eines Ausfluges mit Freunden ins Riesengebirge das Geld ausging, schickte er Professor Mikulicz ein Telegramm, das bis zur Zerstörung der Breslauer Klinik im Jahre 1945 unter Glas gerahmt aufbewahrt wurde. Es lautete: „Sendet ohne Murren telegrafisch hundert Mark. Sauerbruch."

Im Jahre 1910 erhielt Sauerbruch in Zürich sein erstes Ordinariat und erwarb sich bald den Ruf eines strengen und vor allem unberechenbaren Prüfers. So ließ er einmal sechs Studenten durchfallen, weil sie auf die Frage, warum der im Prüfungszimmer befindliche Hund Sauerbruchs bei ihrem Anblick mit dem Schwanz wedle, nicht geantwortet hatten: „Weil er sich freut, uns zu sehen." Diese wahre Begebenheit wurde von den Zürcher Studenten in ausgeschmückter Form weitererzählt. Demnach waren es nicht sechs Studenten, sondern fünf Studenten und eine Studentin, die von Sauerbruch examiniert wurden. Die junge Dame, die als letzte an die Reihe kam, soll auf die Frage nach der Ursache des Schwanzwedelns geantwortet haben: „Weil wenigstens dieser Hund mit uns Mitleid hat."

Trotz seiner Strenge war Sauerbruch bei seinen Studenten beliebt. Als der Medizinhistoriker Henry Sigerist einmal den Hochschulphotographen fragte, welche Bilder am besten gingen, bekam er zur Antwort: „Den Sauerbruch verkaufe ich zehnmal so oft als die ganze Universität zusammen. Wenn ich den nicht hätte, müßte ich den Laden zusperren."

Innerhalb der eigenen Familie hatte die Autorität des selbstbewußten Chirurgen Grenzen. Als man bei Tisch einmal über den unerwarteten Tod des Assistenten und Freundes Sauerbruchs, *Dr. Schumacher*, sprach, blickte der älteste Sohn Hans, ein aufgeweckter Knabe, den Vater streng an und fragte: „Hast du ihn operiert?"

Ein anderes Mal hatte Sauerbruch die Honoratioren der Zürcher Stadtverwaltung zu Tisch. Nach dem Essen ging er mit den Gästen in den Garten seiner Villa, wo Hans mit seinen beiden jüngeren Brüdern in einer Sandkiste eine Stadt baute. Einer der Herren deutete auf ein besonders gelungenes Haus aus Sand, fragte, was es sei und erhielt zur Antwort: „Das ist das Kantonsspital, wo der Vater arbeitet." „Und was ist der große Platz dahinter?" fragte er weiter. „Das ist der Friedhof", sagten die Knaben.

Nervös kehrte Sauerbruch eines Tages nach einem anstrengenden Vormittag in der Klinik heim, fand das Haus zu laut und begann zu toben: „Das ist ja zum Verrücktwerden! Den ganzen Tag hat man in der Klinik nicht einen Augenblick Ruhe, und kommt man dann endlich nach Hause und freut sich auf Ruhe und Frieden, dann ist zu Hause Lärm und Radau!" Worauf der kleine Hans in aller Ruhe sagte: „Wenn du nicht da bist, Vater, ist es ganz ruhig!"

Einer der begabtesten Schüler Theodor Billroths war *Anton Freiherr von Eiselsberg*, der ein Semester in Zürich studierte, wo er bei Professor Ludimar Hermann Physiologie hörte und über dessen Aufforderung nach entsprechenden Versuchen eine kleine Arbeit über den Eintritt von Todesstarre bei Tieren schrieb. Als Eiselsberg sechzehn Jahre später den Lehrstuhl für Chirurgie an der Königsberger Universität erhielt, traf er dort Professor Hermann, der ebenfalls einem Ruf nach Ostpreußen gefolgt war. Der Physiologe gab für seinen ehemaligen Schüler ein Willkommensessen, lud dazu die medizinische Fakultät ein und sagte in seiner Tischrede: „Es freut mich, einen meiner Schüler als ordentlichen Professor begrüßen zu können. Ob Sie sich bei mir allerdings zum Chirurgen befähigt haben, weiß ich nicht recht. Sie haben ja, wie Sie sich erinnern werden, über Todesstarre gearbeitet."

In seiner Königsberger Zeit ersetzte Eiselsberg einmal bei einem achtzehnjährigen Burschen einen weggerissenen Zeigefinger durch eine Zehe. Geraume Zeit später ließ er den Patienten durch einen Kandidaten im Examen untersuchen und fragte: „Fällt Ihnen an den Fingern etwas auf?" „Nein, Herr Professor", erwiderte der Prüfling. „Ihre Antwort ist für mein Können als Operateur schmeichelhafter als für Ihr Beobachtungsvermögen", belehrte ihn der Chirurg.

Von Königsberg nach Utrecht berufen, erklärte Eiselsberg beim Abschied: „Ein altes Wort sagt: Nach Königsberg geht der Professor unter Tränen und verläßt es unter Tränen. Die Wahrheit des zweiten Teiles dieses Satzes habe ich an mir erlebt."

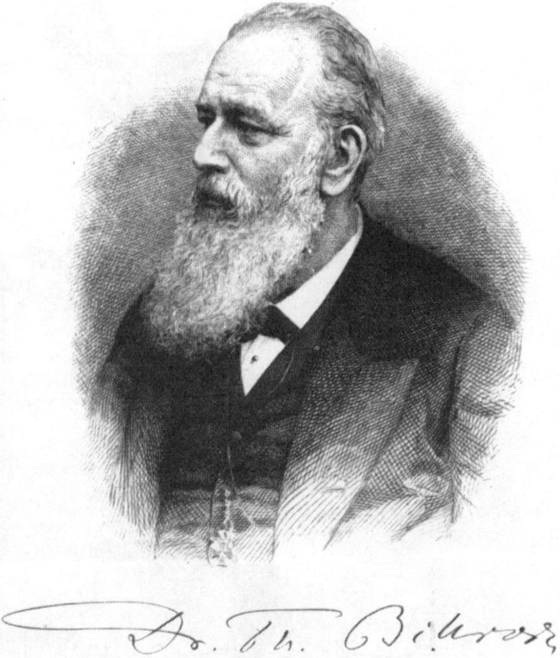

9 Theodor Billroth

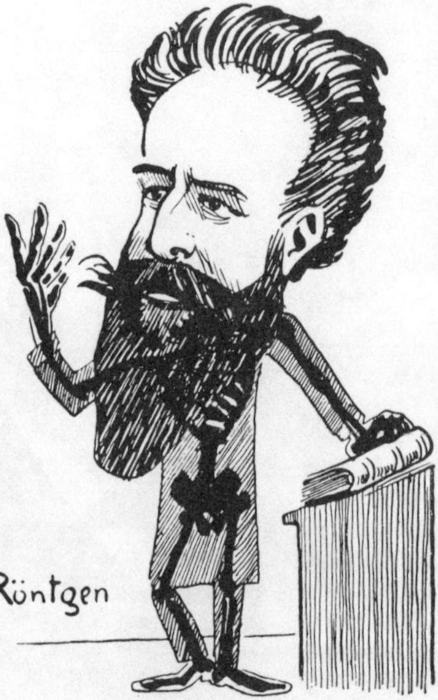

10/11 Oben Wilhelm Röntgen; unten Ernst Bergmann

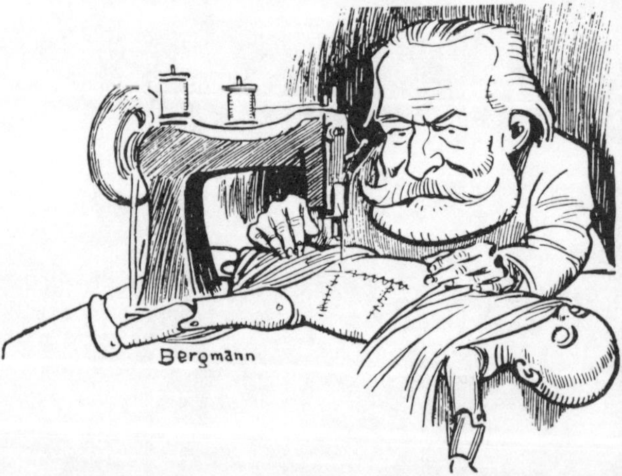

• Vor seiner Antrittsvorlesung in Utrecht fragte Eiselsberg den Dekan der dortigen Fakultät, Professor *Engelmann*, wie lange er sprechen solle. „Wenn Sie sich die Hochachtung der Zuhörer erwerben wollen“, antwortete Engelmann, „dann sprechen Sie eine Stunde. Wenn Sie ihre Liebe gewinnen wollen, dann nur dreiviertel Stunden.“

Schließlich wurde Eiselsberg nach Wien berufen, wo er einmal eine 85jährige Frau wegen eines Krebsknotens in der Brustdrüse operierte. Die alte Dame war begreiflicherweise recht aufgeregt, und der Chirurg beruhigte sie mit den Worten: „Jetzt, wo die Operation gelungen ist, können Sie hundert Jahre alt werden.“ Jahre vergingen, und Eiselsberg hatte die Patientin längst vergessen, als er folgenden Brief erhielt: „Daß Sie ein guter Chirurg sind, habe ich gewußt, darum bin ich zu Ihnen gegangen. Daß Sie aber ein Prophet sind, das war mir neu. Ich habe vorige Woche meinen 100. Geburtstag gefeiert.“

Eiselsberg war nicht nur ein hervorragender Operateur, sondern auch ein ausgezeichneter Gelegenheitsdichter. So wurde einmal in die Klinik Billroth ein Knabe eingeliefert, der ein Dekagramm-Gewicht verschluckt hatte. Er wurde von Dr. Salzer, einem Assistenten Billroths, einer sogenannten Erdäpfelkur unterzogen, und Eiselsberg würdigte ihren Erfolg in einem Gedicht in seiner heimatlichen oberösterreichischen Mundart, das mit den Zeilen endete:

„Zum Frühstück, auf d' Jausen, z' Mittag und auf d' Nacht
Nur Erdäpfel, d' einzige Speis;
Ma glaubert, es kriegt schon der Magen a Loch,
Kartoffel, bald kalt und bald heiß:
Als Salat und als Nudeln, als bachen und Pureé,

Als Heurige mit Butter, als Schmarrn und Sauté.
A so wird fortg'stopft durch volle acht Tag,
Wi a Trommel is der Bauch z'letzt;
Dann kriegt er an Achtel Senna Klystier,
Und hernach wird auf's Töpferl er g'setzt:
Auf einmal hat's kracht und an Rumpler hat's g'macht,
Der Deka war draußt – und der Bub, der hat g'lacht."

Auch *Adolf Lorenz,* der große Orthopäde, wollte ursprünglich Chirurg werden. Er mußte diese Laufbahn aber knapp vor der Habilitierung aufgeben, weil die Haut seiner Hände allergisch auf den damals gerade von Lister propagierten und in allen Operationssälen intensiv verwendeten Karbolspray reagierte. Lorenz war verzweifelt, doch sein Lehrer an der Wiener Universität, Professor Albert, gab ihm den Rat: „Lieber Freund, wenn's mit der nassen Chirurgie nicht geht, dann probieren Sie's halt mit der trockenen." So entschloß sich Lorenz schweren Herzens, „Gipsdozent" zu werden, obwohl die Orthopädie damals noch sehr wenig geachtet wurde, hatte doch niemand Geringerer als Theodor Billroth abschätzig erklärt: „Der beste Orthopäde ist ein guter Schneider."

Die erzwungene Ruhepause zur Ausheilung seiner vom Karbol arg mitgenommenen Hände benützte Lorenz, um eine Arbeit zu schreiben, in der er sich mit den diversen Theorien über den Plattfuß kritisch auseinandersetzte. Als er bald darauf in München bei Professor Nußbaum hospitierte, überreichte er dem Chirurgen ein Exemplar des Werkes. Nußbaum wog das Buch in der Hand, warf einen Blick auf seinen Titel und rief entsetzt: „Jessas Marand Josef, an ganz's Büchl, g'rad übern Plattfuß!"

Nachdem er an die Wiener Universität berufen und zum Regierungsrat ernannt worden war, mußte Lorenz die übliche Dankaudienz bei Franz Joseph I. abstatten. Der Kaiser empfing ihn mit der Frage: „Was haben Sie für ein Fach?“ „Orthopädie, Euer Majestät“, lautete die Antwort. „Or-tho-pä-die?“ buchstabierte fragend der Kaiser. „Ja, was ist denn das? Das Wort hör’ ich heut’ zum erstenmal.“ Lorenz antwortete unbekümmert: „Majestät, das ist die Kunst, die Krummen gerade und die Lahmen gehend zu machen!“

Eine der ersten Neuerungen, die Lorenz schuf, waren die Gipsbetten, die absolute Ruhestellung und damit weitgehende Schmerzfreiheit für Kinder gewährleisteten, die an tuberkulöser Wirbelentzündung litten. Der junge Orthopäde sagte darüber mit berechtigtem Stolz: „Wenn ich am Tage des Letzten Gerichtes sehen sollte, daß die Schale mit meinem guten Werke in die Höhe steigt, so halte ich für diesen Fall das schwerste Gipsbett bereit, um damit die zu leichte Schale zum Sinken zu bringen. Wenn das nicht hilft, so ist mir nicht zu helfen.“

Eine orthopädische Großtat gelang Lorenz mit der unblutigen operativen Einrenkung der angeborenen Hüftverrenkung. Wie so viele Neuerungen, stieß auch sie zunächst auf heftige Ablehnung. Als Lorenz mit einigen erfolgreich behandelten Kindern im Jahre 1887 bei der Sitzung der Deutschen Chirurgischen Gesellschaft in Berlin erschien und über seine neue Methode referierte, erklärte der berühmte Chirurg König in der Diskussion: „Ich rate Lorenz, auf die Schulbank zurückzukehren ... Seine Gedankengänge erinnern an die eines Kindes. Ich beantrage, die Diskussion über die Lorenzsche Methode von der

Versammlung wissenschaftlich arbeitender Chirurgen auszuschließen."

Die Lorenzsche Methode setzte sich aber durch, doch als man sie später einmal als einen „Königsgedanken" bezeichnete, wehrte Lorenz ab: „Sogenannte Königsgedanken kommen mir im Halbschlaf meist dann, wenn ich mich wieder einmal beim Nachtmahl überfressen habe."

Lorenz stammte aus bescheidenen Verhältnissen und war, als er heiratete, alles andere als vermögend. So kaufte er zwar seiner Braut einen breiten Goldreif, für sich aber trotz heftiger Proteste seiner künftigen Frau nur einen Messingring und gab als Begründung an: „Ein Chirurg, also ein Handwerker, trägt überhaupt keine Ringe, und für die Westentasche ist einer aus Messing auch gut genug."

Auch später, als Lorenz längst wohlhabend war, büßte er, im Gegensatz zu manchen arrivierten Kollegen, nichts von seiner Großzügigkeit in Geldfragen ein und pflegte das Scherzwort zu zitieren: „Galenus dat opes et si non dat opes-dat eppes!"

Der Ehe entsproß ein Sohn namens Albert, der so wie sein Vater Orthopäde wurde. Als der junge *Albert Lorenz* bereits sein Freiwilligenjahr beim Militär abdiente, stand seine Mutter, die über vierzig Jahre alt war, bei dem Gynäkologen Professor *Chroback* wegen eines Myoms in Behandlung. „Frau Professor", erklärte er ihr, „sie nähern sich dem Klimakterium, da gehen dann erfahrungsgemäß Myome von selbst zurück. Wir brauchen nicht an Operieren zu denken." Die Patientin war anderer Ansicht: „Von Zurückgehen kann keine Rede sein; ich beobachtete das Gegenteil." Chroback beruhigte sie jedoch und forderte sie auf, in zwei Monaten zur Kontrolle wiederzukommen. Zur angegebenen Zeit erschien Frau Lorenz und erklärte dem Professor: „Das Myom ist rapid gewachsen." „Tatsächlich", sagte Chroback nach kurzer Untersuchung, „schau, schau, ei, ei." Darauf Frau Lorenz: „Gibt's gar keine andere Möglichkeit als die des Myoms, Herr Professor?" „Ganz ausgeschlossen", meinte der Gynäkologe. „Würde es Ihnen vielleicht helfen, Herr Professor, wenn ich Ihnen sage, daß mein Myom ausgesprochene Eigenbewegungen zeigt?" Chroback blickte fassungslos drein und sagte schließlich: „Wie? Was? Das wäre ja ... Aber wer hätte denn an so was denken können?" „Ein Gynäkologe vielleicht", antwortete die Patientin maliziös.

Tatsächlich wurde Frau Lorenz eines gesunden Knaben entbunden, der auf den Namen Konrad getauft wurde. Heute noch pflegt der berühmte Verhaltensforscher und Nobelpreisträger *Konrad Lorenz* die Schilderung seines Lebenslaufes mit den Worten zu beginnen: „Am Anfang hat man geglaubt, ich sei ein Myom."

So wie sein Kollege und Zeitgenosse Eiselsberg war auch Adolf Lorenz ein begabter Gelegenheitsdichter. So hat er seine Verdienste um die Heilung der Hüftluxation in einem Gedicht unter dem Titel „Mein Begräbnis" verewigt, das mit den Zeilen beginnt

„Wenn ich dereinst zu Grabe fahre,
in meinem x-ten und xigsten Jahre,
so ist's mein hoffärtiger Wunsch:
Zwölf Jungfrauen müssen die Bahre tragen."

und mit den Worten endete:

„Nur Heinrich von Meißen,
dem ‚frouwen-lob‘,
nach seinem Tod
von Frauen getragen,
ward gleiche Huld
durch Frauenkult.
Er sang zur Leier, –
’s ist ungeheuer
leichter, Frauen zu charmieren
als ihre Hüften zu kurieren.“

Dichtende Ärzte kamen damals in Mode. *Arthur Schnitzler,* der Sohn des angesehenen Wiener Laryngologen Professor Johann Schnitzler, schrieb bereits im Volksschulalter sein erstes Gedicht; es lautete:

„Figaros Hochzeit ist vorbei,
Doch immer noch hört man Arthurs Geschrei
Er hat verloren seinen Hut
Mama ist außer sich vor Wut.
Doch endlich findet er ihn
Und bald liegt er ruhig im Bette drin.“

Über das Publikumsecho auf dieses literarische Erstlingswerk berichtete Arthur Schnitzler in seiner Autobiographie „Jugend in Wien“: „Es erscheint begreiflich, daß der Erfolg dieses Poems, als ich es neben einem anderen, ernsthafteren, ‚Sardanapal‘ betitelt, meinen israelitischen Kollegen vortrug, während die Katholiken Religionsstunden hatten, vieles zu wünschen übrigließ; und ich sollte die ersten Regungen von Schriftstellerneid kennenlernen, als gleich nach mir ein Kamerad mit selbstverfaßten heiteren Gedichten erheblich größeren Anklang fand.“

Später waren es dann die anderen, die Schriftstellerneid empfanden. Als das Burgtheater im Jahre

1895 sein Stück „Liebelei" aufführte, wurde Schnitzler mit einem Schlage berühmt. Der junge Dichter, der mit dem „Süßen Mädel" eine neue Gestalt der Literatur geschaffen hatte, war seinerseits eine unverwechselbare Gestalt der Wiener Gesellschaft: schlank, blond, mit gepflegtem Vollbart, geistreich, charmant und ein wenig schwermütig. Ein Witzwort, abgedruckt in einem Ballkalender der Journalisten- und Schriftstellervereinigung „Concordia", charakterisierte ihn treffend:

„Dr. med. Arthur Schnitzler
Sordiniert täglich von 14 bis 17 Uhr."

Arthur Schnitzlers Bruder Julius, ein angesehener Chirurg, war zwar kein Schriftsteller, aber im täglichen Umgang ein witziger und schlagfertiger Herr. Einmal begegnete er im Wiener Ärzteviertel des neunten Bezirkes einem Freund auf der Straße, der ihn fragte: „Gehst du in die Gesellschaft der Ärzte?" Mit nachdrücklicher Betonung antwortete Julius Schnitzler: „In d i e Gesellschaft d e r Ärzte geh ich nicht!"

Im Jahre 1900 veröffentlichte Arthur Schnitzler, der Oberarzt der Reserve in der K. K. Armee war, die Novelle „Leutnant Gustl", die in der Form eines inneren Monologes die Erlebnisse eines jungen Offiziers schilderte, der durch einen „nicht satisfaktionsfähigen" Bäckermeister beleidigt wird, daraufhin an Selbstmord denkt, aber schließlich davonkommt, weil sein unebenbürtiger Gegner überraschend einem Schlaganfall erliegt. Für den Oberarzt Schnitzler hatte der Leutnant Gustl ein Nachspiel. Mit Datum vom 3. Januar 1901 erhielt er folgenden Befehl des K. K. Landwehr-Ergänzungs-Bezirks-Commandos Nr. 1, Wien: „Seiner Hochwohlgeboren Herrn k. u. k.

Oberarzt im Verhältnis der Evidenz Arthur Schnitzler. Sie haben bekanntzugeben, ob Sie der Verfasser des am 25. Dezember 1900 in der Neuen fr. Presse erschienenen Feuilletons ‚Leutnant Gustl' sind. Diese Meldung hat bis 6. d. M. eingesendet zu werden. Sekker, Major."

Nach Beratung mit Hofrat Burckhardt, früher Direktor des Wiener Burgtheaters und nunmehr Rat des Verwaltungsgerichtshofes, antwortete Schnitzler am 6. Januar: „Ich erachte mich in keiner Weise verpflichtet, dienstliche Meldungen oder Auskünfte über meine literarische Tätigkeit zu erstatten, da ich als Oberarzt im Verhältnis der Evidenz im Sinne des § 62 des Wehrgesetzes nur mehr jenen Beschränkungen unterworfen bin, welche für die Evidenzhaltung erforderlich sind. Nach dieser Feststellung nehme ich selbstverständlich keinen Anstand zu erklären, daß ich der Verfasser der am 25. Dezember 1900 in der N. Fr. Pr. erschienenen, mit meinem vollen Namen gezeichneten Novelle ‚Leutnant Gustl' bin."

Nach geharnischten, aber vergeblichen Vorladungen — „Adjustierung: Rock und Kappe" — wurde Schnitzler in Abwesenheit der Verletzung der Standesehre für schuldig und seines Offizierscharakters verlustig erklärt, was ihm mit folgendem Schreiben des „Ehrenrathes für Landwehr-Oberofficiere und Cadetten in Wien" mit Datum vom 26. April 1901 mitgeteilt wurde: „Der Beschuldigte, Oberarzt Dr. Arthur Schnitzler im Verhältnis der Evidenz des k. k. Landwehr-Infanterie-Regimentes in Klagenfurt No 4 hat die Standesehre dadurch verletzt, daß er, als dem Officiersstande angehörig, eine Novelle verfaßte und in einem Weltblatte veröffentlichte, durch deren Inhalt die Ehre und das Ansehen der oesterr. ung. Armee geschädigt und herabgesetzt wurde, sowie daß er gegen die persönlichen Angriffe der Zeitung ‚Reichswehr' keinerlei Schritte unternommen hat."

Die Militärärzte trugen in der K. K. Armee so wie die Generalstabsoffiziere schwarze Samtaufschläge. Deshalb fragte einmal eine Dame der Gesellschaft bei einem Abendessen den neben ihr sitzenden General Galgotzy: „Wie kann man denn da einen Arzt von einem Generalstäbler unterscheiden?" Statt darauf hinzuweisen, daß die Generalstäbler grüne und die Ärzte lichtblaue Waffenröcke tragen, antwortete der alte Troupier: „Das ist ganz einfach, Gnädigste: Wenn er ein Christ und sie eine Jüdin ist, dann ist es ein Generalstäbler. Und wenn er ein Jud' und sie eine Christin ist, dann ist es ein Militärarzt."

Auch in Prag, dem „Schmockkästlein" der Monarchie, wie es böse Zungen nannten, gab es einen dichtenden Arzt. Es war der Gynäkologe *Hugo Salus,* über den das Spottverslein kursierte:

„Hugo Salus ist ein Gebu
Rts-Helfer und Poet dazu."

Wie Arthur Schnitzler war auch Hugo Salus eine elegante und imposante Erscheinung. Als er einmal in einer kleinen böhmischen Stadt aus seinen Werken lesen sollte, fragten die Veranstalter bei ihm in Prag telephonisch an, woran er beim Abholen am Bahnhof erkennbar sein werde. Würdevoll erwiderte Salus: „Ich sehe aus wie ein Dichter!"

Ein drastischer Gegensatz zu Schnitzler und Salus, den Literaten der Wiener und Prager Gesellschaft, war der Arzt *Dr. Karl Schönherr,* Verfasser von Theaterstücken, die meist im bäuerlichen Milieu seiner Tiroler Heimat spielten. Charakteristisch für Schönherrs Dramen war ihre karge Besetzung: Im „Weibsteufel“ traten nur drei, in „Es“ gar nur zwei Personen auf. Egon Friedell spottete deshalb einmal: „Schönherr arbeitet jetzt an einem ganz komprimierten Dreiakter. Es tritt nur eine Person auf: Ein taubstummer Tiroler.“

In Berlin aber legte damals der junge Arzt *Dr. Gottfried Benn,* der zu einer der stärksten Begabungen des lyrischen Expressionismus heranreifen sollte, sein künstlerisches Glaubensbekenntnis in den Worten nieder: „Kunst ist eine Sache von 50 Leuten, davon noch 30 nicht normal sind. Was große Verlage verlegen, ist keine Kunst, sondern Arbeit von Leuten, die ihrer Mittelmäßigkeit schriftstellerisch gerecht werden. Nietzsche hat zeit seines Lebens Rechnungen nicht bezahlen können, van Gogh lebte von 28 Tassen Kaffee und Heinrich Mann ist arm, soviel ich weiß. Kunst ist Irrsinn und gefährdet die Rasse ...“

Gottfried Benn war befreundet mit der Dichterin Else Lasker-Schüler, zu der er eines Tages sinnend sagte: „Ich möchte einmal etwas ganz Großes, etwas ganz Reines vollbringen.“ Die Lasker-Schüler meinte: „Dann waschen Sie doch einen Elefanten!“

Auch der berühmte russische Autor *Anton Tschechow* war von Beruf Arzt und hat im Jahre 1888 in einem Brief an einen Freund über seine musisch-medizinischen Beziehungen gesagt: „Die Medizin ist meine legale Frau, die Literatur meine Geliebte. Wenn ich der einen überdrüssig werde, verbringe ich die Nacht mit der anderen. Wenn dies auch nicht ordentlich ist, so ist es wenigstens nicht eintönig, und im übrigen verliert wahrhaftig keine etwas durch meine Untreue. Hätte ich nicht meine ärztliche Praxis, so könnte ich nur unter Schwierigkeiten meine geistige Freiheit wahren und meine freischweifenden Gedanken der Literatur widmen."

Als „Die Möwe", in der Olga Knipper, Tschechows spätere Frau, die Titelrolle spielte, im Moskauer Künstlertheater Premiere hatte, blieb Tschechow der Aufführung fern, weil er von Stanislawskis realistischer Regie nichts hielt. „Realistisch? Wozu?" erklärte er. „Wenn man in einem der schönen Gesichter auf dem Genrebild Kramskois die gemalte Nase ausschneiden und eine aus Fleisch und Blut dafür einsetzen würde, wäre die Nase wohl realistisch, aber das Bild wäre zerstört."

Nie hat sich ein Schriftsteller intensiver mit Fragen der Gesundheit im allgemeinen und der gesunden Ernährung im besonderen beschäftigt als Peter Altenberg. Vor allem in seinem Buch „Prodromos" überschüttete er die Mitwelt mit einer Flut von medizinischen Ratschlägen: „Hunger ist nicht nur der beste Koch, sondern auch der beste Arzt!" – „Ich bin fest überzeugt, daß Jago, Franz Moor, Macbeth, Mephisto, Hamlet, Wallenstein an Verstopfung litten!" – „Zu mager gibt es nicht, es gibt nur zu dick!" – „Gefährlich sind nur die Dinge, die du auf die Dauer verträgst. Ein festes Verhältnis, die Ehe und Mehlspeisen! Fett und die Hure sind ungefährlich!" – „Man frißt sich viel mehr zu Tode, als man sich zu Tode säuft! Alkohol ist ein sichtbares, erkennbares, spürbares Gift, aber die Wiener Mehlspeisen sind ein unkenntliches, heimtückisches Gift unter den verräterisch-appetitlichen Namen: Tatschkerln, Fleckerln, Wuchterln, Strudel, Erdäpfelnudel, Rahmstrudel, Dalken, Palatschinken, Omelette." – „Ich sterbe lieber an Diarrhöe als an Verstopfung. Wer d a s nicht versteht, versteht ü b e r h a u p t n o c h n i c h t s."

Niemand Geringerer als Thomas Mann hat in seinem „Brief über Peter Altenberg" den einseitigen Ansichten des Wiener Schriftstellers eine kritische Kommentierung zuteil werden lassen: „In Befolgung seines Satzes: ‚Du bist gesund bei Geselchtem mit Kraut – wie gesund müßtest Du erst sein bei lauter Pureé, Hacheé und Bouillon mit eingesprudeltem Eidotter!' – würde der menschliche Ernährungsapparat unfehlbar von den Zähnen bis zum Mastdarm an Inaktivitätsatrophie zu Grunde gehen."

In der Skizze „Der Abschied" hat Altenberg in denkbar knappster ironischer Form das Phänomen abgehandelt, daß in ein und demselben Fall zwei verschiedene Ärzte auch zwei völlig verschiedene Ansichten haben können. Er schrieb: „Morgenvisite. 1. Sanatoriumsarzt: ‚Sie wollen uns also ernstlich verlassen, Herr Peter?! Bravo, bravo, ein erstes schönes Anzeichen wiedergewonnener Lebensenergien! Bravo. Nun aber nur rasch fort, damit man nicht wieder bedenklich werde, den Mut verliere!' – Abendvisite. 2. Arzt: ‚Sie wollen uns also ernstlich verlassen, Herr Peter? Ganz gut, wir werden Sie nicht zurückhalten selbstverständlich. Aber ein bedenkliches, ja ich möchte fast sagen, ein symptomatisch ungünstiges Anzeichen ist es, daß Sie so rasch weg wollen plötzlich!' "

Zum Freundeskreis um Peter Altenberg gehörte *Karl Kraus*, der große Satiriker, der nicht müde wurde, die Psychoanalyse und ihren Schöpfer, Sigmund Freud, in immer neuen Wendungen zu verspotten: „Den Weg zurück ins Kinderland möchte ich, nach reiflicher Überlegung, doch lieber mit Jean Paul als mit S. Freud machen." – „Wo man Fremdwörter vermeiden kann, soll man's bekanntlich tun. Da hört man immer von ‚Psychoanalytikern'. Als ich einmal einen auch zu sehen bekam, fiel mir sofort die glückliche Verdeutschung ‚Seelenschlieferl' ein." – „Psychoanalyse ist jene Geisteskrankheit, für deren Therapie sie sich hält."

Seine Kritik an der Psychoanalyse hat *Karl Kraus* auch in Reimform gekleidet:

„Was ist's mit den Analysen?
Kann da ein Zweifel bleiben?
Die Methode ist bewiesen
an jenen, die sie treiben

Daß man mit Euch nur scherzte –
welch törichter Gedanke!
Im Gegenteil: die Ärzte
sind Kranke."

Sigmund Freud hatte sich über die Ablehnung, auf die seine Theorien stoßen würde, nie Illusionen gemacht. Im Sommer 1895 beschäftigte er sich während eines Aufenthaltes im Schloß Bellevue am Rande Wiens erstmals mit den Möglichkeiten der wissenschaftlichen Analyse von Träumen, Anfang 1900 erschien sein Werk „Die Traumdeutung", und am 12. Juni desselben Jahres schrieb er, in Erinnerung an seinen Aufenthalt im Bellevue, an Wilhelm Fließ: „Glaubst Du eigentlich, daß an dem Hause dereinst auf einer Marmortafel zu lesen sein wird?:

Hier enthüllte sich am 24. Juli 1895 dem
Dr. Sigmund Freud
das Geheimnis des Traumes.

Die Aussichten sind bis jetzt hiefür gering!"

Zu den eingefleischten Gegnern Sigmund Freuds gehörte Dr. *Werner Jareck*, wobei aber die Gegnerschaft gegenseitigen Respekt nicht ausschloß. Die beiden kamen einmal zusammen mit anderen Ärzten in der Psychiatrischen Klinik an das Bett eines Mannes, von dem Freud im Gegensatz zu Jareck annahm, daß er eigentlich normal sei. Es entspann sich folgender Dialog zwischen dem Psychoanalytiker und dem Patienten: „Wo befinden Sie sich?" – „In einem Spital." – „Wer sind diese Herren?" – „Das sind Ärzte." – „Und wer bin ich?" – „Sie sind ein Idiot." Darauf drehte sich Freud zu Jareck und meinte: „Wie ich gesagt habe – der Mann ist nicht verrückt!"

Auch der Frauenarzt Professor *Chroback* hielt nicht viel von Freuds Theorien. Als er sich einmal mit seinem weit jüngeren Kollegen über eine hysterische Patientin unterhielt, sagte er: „Schaun S', da gibt's doch nur eine Therapie: Penis normalis dosim repetatur!"

Nicht viel anders dachte übrigens Martha Freud, die Gattin des großen Gelehrten, die einmal – laut Theodor Reik – erklärte: „O ja, Hysterie und solche Sachen. Wir haben alle unsere Probleme gehabt, solange wir jung waren. Aber nach den Wechseljahren legt sich das alles . . ."

Einer der ersten Propagandisten der Psychoanalyse in der Schweiz war Pastor Pfister. In seinem Heim traf Freud einmal den Professor Aschaffenburg, der ihn mit seinen weitschweifigen Auslassungen schrecklich langweilte. Freud vermochte sich schließlich nicht anders zu helfen, als daß er das Zimmer verließ, sich in den Nebenraum begab, in dem sich Pfister befand und den Pastor lächelnd fragte: „Stimmt es, daß die christliche Religion nach wie vor verbietet, jemanden umzubringen?"

C. G. Jung, einer der frühen Schüler Sigmund Freuds, der sich später von ihm trennte, um seine eigenen Wege zu gehen, hatte mit seinem Lehrmeister eine Vereinbarung getroffen, die er aber aus Versehen nicht einhielt. „Er hat eben vergessen", versuchte Reik den aufgebrachten Professor zu beruhigen, „das ist nun einmal das Unbewußte." Ungerührt erwiderte Freud: „Das Unbewußte eines Gentlemans ist das aber nicht!"

In Amerika stieß Freud von Anfang an auf große Zustimmung. Bei seinem ersten Aufenthalt in New York lehnte er es allerdings ab, Patienten zu sehen. Er wurde jedoch hartnäckig vom Gatten einer Frau bedrängt, die unter Agoraphobia litt und ständig fürchtete, man wolle sie auf der Straße überfallen und vergewaltigen. Als sich der Mann trotz aller Einwände nicht abweisen ließ, sagte Freud schließlich seufzend: „Ich gebe Ihnen einen guten Rat: Ihre Frau soll nur auf die Straße gehen, wenn sie schmutzige Unterwäsche anhat."

In Wien hielt Freud populärwissenschaftliche Vorträge vor Laien und Medizinern, in denen er versuchte, die Grundbegriffe der Psychoanalyse so einfach und eindringlich wie möglich darzustellen. In diesem Sinne erläuterte er das Wesen der Verdrängung mit folgendem Beispiel: „Nehmen wir an, unter den Zuhörern, die meinen Ausführungen mit so großer Aufmerksamkeit folgen, ist ein Mann, der uns durch Lärmen stört. Wir versuchen, ihn zum Schweigen zu bringen. Er lärmt aber weiter, worauf ihn einige Zuhörer bei der Tür hinauswerfen. Nicht anders ist es mit der Verdrängung: Etwas, was zu störend ist, um akzeptiert zu werden, wird aus dem Bewußtsein verwiesen. Nun will der Mann vor der Tür aber zurückkommen. Daraufhin geht einer der Zuhörer zu der Tür und sagt ihm: ‚Wenn Sie versprechen, ruhig zu sein, lassen wir Sie herein.' Genau das gleiche machen wir mit der Analyse: Wir lassen das Verdrängte wieder herein, aber so, daß es nicht mehr stört."

Auch das Verhältnis zwischen dem Psychoanalytiker und seinem Patienten hat Freud mit einem sehr simplen Vergleich beschrieben: „Man muß am inneren Erleben des Patienten Anteil nehmen, ohne daß man deswegen alle seine Erlebnisse teilt. Wenn eine Köchin wissen will, wie die Suppe schmeckt, ißt sie keinen Teller voll, sondern nimmt einen Löffel und kostet ein wenig."

Es war auch nötig, vor Vergröberungen und Vereinfachungen der psychoanalytischen Methoden zu warnen. Vor allem die Suche nach verborgenen Motiven und Symbolen konnte übertrieben werden, weshalb Freud einmal am Beginn einer Vorlesung eine Zigarre vorzeigte und seinen Zuhörern erklärte: „Vergessen Sie nie, daß eine Zigarre manchmal auch eine Zigarre bedeuten kann – und nichts als eine Zigarre . . .!"

In seinem Werk „Der Witz und seine Beziehung zum Unbewußten" hat Sigmund Freud an einer Fülle von Beispielen die verschiedenen Spielarten des Humors analysiert. So zitierte er als Exempel für unfreiwillige Komik ein Gedicht, das Friederike Kempner, genannt die „schlesische Nachtigall", unter dem Titel „Gegen die Vivisektion" veröffentlicht hatte:

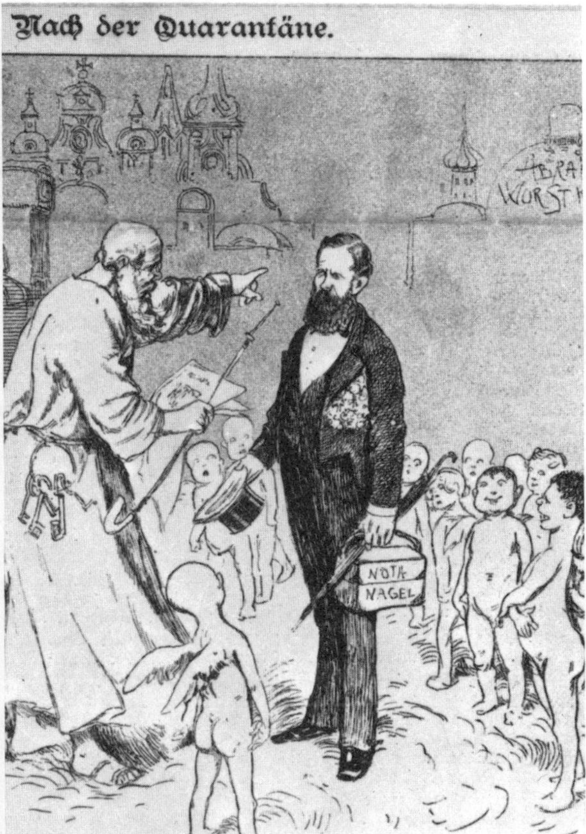

12 *Hermann Nothnagel*

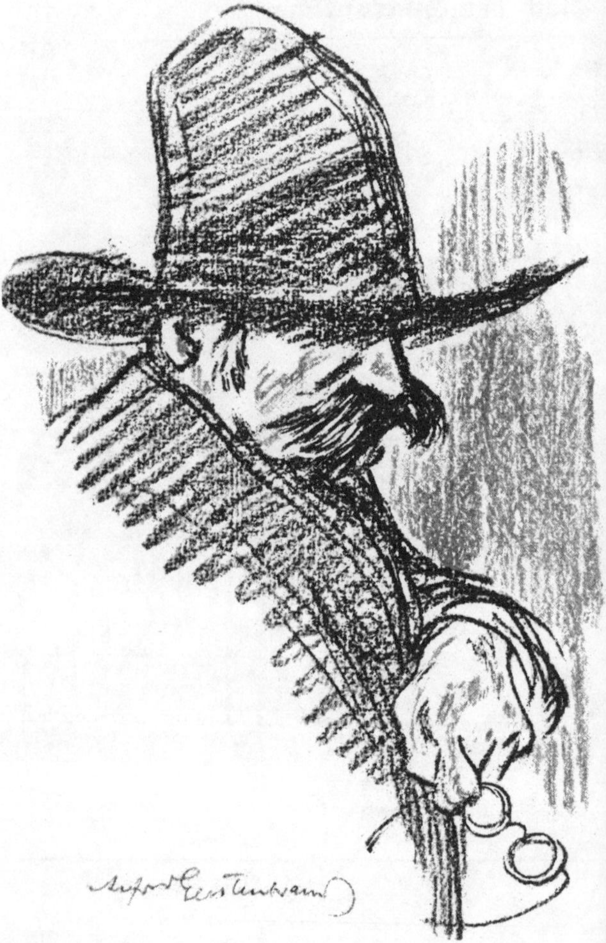

„Ein unbekanntes Band der Seelen kettet
Den Menschen an das arme Tier.
Das Tier hat einen Willen – ergo Seele –
Wenn auch 'ne kleinere als wir."

An anderer Stelle des Werkes weist Freud darauf hin, „daß man naive Reden wie die der Kinder ohne Zwang auch als ‚naive Witze' benennen kann" und führt als Beispiel dafür an: „Ein dreieinhalbjähriges Mädchen warnt seinen Bruder: ‚Du, iß nicht soviel von dieser Speise, sonst wirst du krank werden und mußt Bubizin nehmen.' ‚Bubizin?', fragt die Mutter, ‚was ist denn das?' ‚Wie ich krank war', rechtfertigt sich das Kind, ‚habe ich ja auch Medizin nehmen müssen.'"

Weiters setzt sich Freud in dem Werk mit dem Phänomen auseinander, daß der Witz „einen ganzen Charakter durch ein winziges Detail zum vollen Ausdruck zu bringen" vermag und belegt dies mit folgender Geschichte: „Der Arzt, der gebeten worden ist, der Frau Baronin bei ihrer Entbindung beizustehen, erklärt den Moment für noch nicht gekommen und schlägt dem Baron unterdes eine Kartenpartie im Nebenzimmer vor. Nach einer Weile dringt der Wehruf der Frau Baronin an das Ohr der beiden Männer. ‚Ah mon Dieu, que je souffre!' Der Gemahl springt auf, aber der Arzt wehrt ab: ‚Es ist nichts, spielen wir weiter.' Eine Weile später hört man die Kreißende wieder: ‚Mein Gott, mein Gott, was für Schmerzen!' ‚Wollen Sie nicht hineingehen, Herr Professor?' fragt der Baron. – ‚Nein, nein, es ist noch nicht Zeit.' – Endlich hört man aus dem Nebenzimmer ein unverkennbares: ‚Ai, waih, waih' geschrien; da wirft der Arzt die Karten weg und sagt: ‚Es ist Zeit.'"

Schließlich beschäftigt sich Freud in dem Buch „Der Witz und seine Beziehung zum Unbewußten" eingehend mit Fehlleistungen, insbesondere dem Versprechen, und führt dazu aus: „Eine ganze Reihe solcher Versprechen sind im Grunde Selbstentlarvungen. So kam in meine Sprechstunde ein Patient mit der Bemerkung: ‚Ich befinde mich in einer großen Verlogenheit . . . ich meine Verlegenheit.' Er war aber in beiden. Ein anderer sagte, er sei Betriebsprüfer und meinte auf die Frage, was er prüfe, ‚die Betrüger . . . vielmehr die Betriebe'; und schließlich sagte ein Patient zu mir, dem ich bei Gericht geholfen hatte, so daß er seinen Prozeß gewann: ‚Vielen Dank, Herr Prozesser!' Als ich heute morgen, am Tage, als ich dies schreibe, der Beerdigung eines väterlich mir zugetanen älteren Fachgenossen beiwohnte, sagte der Geistliche: ‚Er war ein vornehmer Mann vom Scheitel bis zur Seele.' Und er hatte recht."

Mit einer Fehlleistung ganz anderer Art sah sich Professor *Eiselsberg* im Ersten Weltkrieg konfrontiert, in dem er als Admiralstabsarzt der Reserve Dienst leistete. Während einer Fahrt an die Front stand der Chirurg in seiner blauen Marineuniform nächtlicherweile auf dem Bahnhof von Lemberg, als ihn ein junger Leutnant fragte: „Sagen Sie mir, wann geht der nächste Zug nach Wien." Eiselsberg antwortete: „Das weiß ich nicht." Darauf der junge Offizier: „Das sollten Sie aber wissen als Bahnbeamter." „Ich brauche es nicht zu wissen", wurde der Leutnant nun belehrt, „aber Sie sollten als Offizier die Uniform der k. u. k. Kriegsmarine kennen."

Auf einer seiner Inspektionsreisen wurde Eiselsberg in Skutari gebeten, sich eines hohen geistlichen Würdenträgers anzunehmen, der an einer schmerzenden Achillesferse litt. Eiselsberg sprach nicht albanisch, der Geistliche nicht deutsch, und erschwert wurde die Konversation, die sie auf Lateinisch führten, durch den Umstand, daß der Arzt zu Vergleichszwecken auch den gesunden Fuß sehen, der Priester ihn aber nicht vorzeigen wollte, weil er nicht gewaschen war. Es entspann sich folgender Dialog: „Mihi necessarium est videre etiam alterum pedem.“ – „Non est lavatus.“ – „Facit nihil, saepe vidi farcimentum.“ Eiselsberg, der die Begebenheit in seinen Erinnerungen schildert, fügt hinzu: „Mein Kremsmünsterer Lateinprofessor Pater Paulus Proschko hätte wohl an meinem Latein keine reine Freude gehabt.“

Eine andere Inspektionsreise führte Eiselsberg an die Südtiroler Front. Dort machte ihn der Internist Dr. Kahn aus Martinsbrunn bei Meran mit einer Besonderheit des Gebirgskrieges vertraut. Der ständige Aufenthalt in großen Höhen, verbunden mit reichlichem Genuß von Tee und schwarzem Kaffee, führte zu Steigerungen des Blutdrucks, der sich u. a. in heftigen Krämpfen beim Harnlassen äußerte. Ein dem Arzt vorgeführter Tiroler Standschütze drückte diesen Zustand drastisch aus. „Herr Doktor“, meldete er, „i kann's nit derschiffen!“

Auch *Ferdinand Sauerbruch* tat im Ersten Weltkrieg als Militärarzt Dienst und war überdies in besonderer diplomatischer Mission tätig. Er hatte in Zürich, wo er unbeschadet seiner militärärztlichen Tätigkeit in Deutschland nach wie vor an der Universität und im Kantonsspital wirkte, König Konstantin von Griechenland operiert, und war vom Monarchen gebeten worden, eine vertrauliche Botschaft an Kaiser Wilhelm II. zu überbringen. Sauerbruch meldete sich mit dem Schreiben im Schloß

Bellevue in Berlin, wurde zunächst vom wachhabenden Offizier abgewiesen, erklärte daraufhin seine Mission und wurde schließlich zu Wilhelm II. vorgelassen, der ihn mit den Worten empfing: „Spreche ich mit dem Briefträger Sauerbruch?“

Grimmig wie die Zeit, war auch der Humor. Eine Erzherzogin besuchte die Verwundeten in einem Reservelazarett und fragte einen auf dem Bauche liegenden Tiroler Kaiserjäger: „Wo sind Sie denn verwundet worden?“ „Am Oarsch“, erwiderte der biedere Krieger. „Das, Kaiserliche Hoheit“, sagte der begleitende Militärarzt geistesgegenwärtig, „ist ein kleiner Grenzfluß in Galizien . . .“

KAPITEL III

Ferdinand, tu deine Pflicht

oder

AM KRANKENBETT DER ZEIT

„Zu allen Zeiten war die Medizin nur ein Exponent ihres Milieus."

Max Neuburger, 1927

Im Herbst 1918, als der Weltkrieg zu Ende ging, wurde Europa von einer Grippewelle heimgesucht, die Tausende von Todesopfern forderte. Damals wandte sich ein Journalist an *Georges Clemenceau* und fragte, ob die französische Regierung angesichts dieser gefährlichen Krankheit auch genügend vorgesorgt habe. Der „Tiger", wie der französische Kriegspremier genannt wurde, antwortete: „Wenn Sie mich als Ministerpräsident fragen, so muß ich Sie bitten, sich an den Gesundheitsminister zu wenden. Wenn Sie mich dagegen als Privatmann und ehemaligen Arzt fragen, so kann ich Ihnen verraten, daß ich alle Verwandten, Freunde und Bekannten daran erinnert habe, mich in Ihrem Testament nicht zu vergessen."

Im Februar 1919 verübte der Anarchist Cottin auf den Ministerpräsidenten ein Revolverattentat. Clemenceau wurde zwar schwer verletzt, hatte aber die Kraft, zu seinem herbeieilenden Sekretär zu sagen: „Das ist ein Ereignis, das mir noch gefehlt hat. Ich bin noch nie ermordet worden." Eine Kugel war neben der Aorta steckengeblieben und wurde vom Chirurgen Gosset entfernt. Nach geglückter Operation sagte der mehr als siebzigjährige Politiker zu dem berühmten Arzt: „Daß Sie mich operiert haben, ist eigentlich ein recht schlechtes Geschäft für Sie. Wenn ich gesund werde, wird kein Mensch von Ihnen reden. Wenn ich sterbe, wird jeder sagen, Sie hätten mich umgebracht!"

Die Sowjetunion wurde nach dem Krieg von einer verheerenden Fleckfieberepidemie heimgesucht. *Lenin* hat damals die Notwendigkeit einer staatlichen Gesundheitspolitik und einer umfassenden ärztlichen Versorgung der Bevölkerung auf die einprägsame Formel gebracht: „Entweder der Sozialismus vernichtet die Laus oder die Laus vernichtet den Sozialismus."

Eine neue Zeit war angebrochen. Primarius für Augenkrankheiten am Krankenhaus der Stadt Wien war damals Professor *Lauber*. Einer seiner Mitarbeiter war der junge Dr. *Richard Berczeller*, der 1938 über Frankreich nach Amerika emigrierte, wo er nicht nur als Arzt, sondern auch als Schriftsteller erfolgreich war. Lauber war überzeugter Monarchist, Berczeller ebenso überzeugter Sozialdemokrat, was nicht ausschloß, daß die beiden einander ausgezeichnet verstanden. So blickte eines Tages Lauber mitten während einer Operation, bei der ihm Berczeller assistierte, auf und sagte: „Wissen S', jetzt kann ich Ihnen korrekt erklären, warum ich für die Monarchie bin. Damals hat man noch genau gewußt, in welchen Hintern man kriechen muß. Jetzt sind es so viele, daß man es nicht mehr weiß . . .!"

Die Generation der Kriegsteilnehmer rückte nun in die Hörsäle ein. Einer dieser Studenten war der königlich-sächsische Leutnant a. D. *Curt Emmerich*, der später unter dem Namen *Peter Bamm* ein bekannter Schriftsteller wurde. Er hörte u. a. bei Professor *Herxheimer*, dem Direktor der Dermatologischen Klinik in Sachsenhausen. Eines Tages stellte Herxheimer einen jungen Mann von sechzehn Jahren mit einem Primäraffekt von Syphilis vor und erklärte: „Einen solchen Fall können Sie in keiner anderen Klinik der Welt sehen. Dieser junge Mann gehört zu den ersten Säuglingen, die ich vor sechzehn Jahren hier in dieser Klinik ihrer ererbten

Syphilis wegen behandelt habe, und zwar mit einem Dioxydiaminoarsenobenzolderivat, aus dem später das Salvarsan entstand. Daß die ererbte Krankheit damals ausgeheilt ist, wird in immunbiologisch überzeugender Weise durch die Tatsache erhärtet, daß der Patient sie von neuem erworben hat." Und dann wies er auf den jungen Mann und sagte mit ironischem Pathos: „Was du ererbt von deinen Vätern hast, erwirb es, um es zu besitzen!"

Zusammen mit zwei Kollegen trat Curt Emmerich beim Internisten *Gustav von Bergmann,* dem Sohn des Chirurgen Ernst von Bergmann, zum Examen an. Professor und Prüflinge schritten durch die Krankenzimmer der Klinik, und einem der Kandidaten wurde die Aufgabe gestellt, das Herz eines Patienten zu untersuchen. Während sich der Professor kurz entfernte, flüsterte ein mitleidiger Assistent dem Studenten die Diagnose zu: „Mitralstenose." Nachdem der Professor zurückgekehrt war, begann der Kandidat mit einer wortreichen Schilderung des Allgemeinzustandes des Patienten, worauf ihn Bergmann ungeduldig unterbrach: „Die Diagnose, bitte!" Mit bemerkenswerter Kühnheit antwortete der Kandidat: „Herr Professor, ich wäre ein schlechter Bergmann-Schüler, wollte ich in drei Minuten eine Herzdiagnose stellen!" Die Assistenten erblaßten, doch Bergmann sagte freundlich lächelnd: „Herr Kollege! Geistesgegenwart am Krankenbett ist eine vorzügliche ärztliche Eigenschaft. Ich gratuliere Ihnen! Sie haben mit Eins bestanden!"

Schreiben war für Peter Bamm zunächst nur ein Nebenberuf, denn Dr. Curt Emmerich besaß eine gutgehende Praxis in Berlin. Dort erschien eines Tages der Metzgermeister, bei dem er seinen Bedarf an Fleisch und Wurst deckte, mit dem Wunsch, untersucht zu werden. Dr. Emmerich nahm die Untersuchung vor, konnte ihm aber nichts anderes sagen, als daß er vollkommen gesund sei. „Weeß ick, Herr Doktor, weeß ick", sagte der biedere Mann. „Aber sehn Se, Sie koofen nun doch schon seit'n halbes Jahr bei mir, nich? Und da hab ick mir gesagt: Karl, du mußt ooch mal was springen lassen. Jesund biste ja; aber 'ne Untersuchung kann nie schaden, und der Doktor hat seine zwanzig Mark verdient."

Franz Kafka war nach dem Krieg nach Österreich gekommen, um in einem Sanatorium in Klosterneuburg bei Wien Heilung von seinem Lungenleiden zu suchen. Als er bereits im Sterben lag, schrieb Franz Werfel dem behandelnden Arzt, Professor *Hajek*, er möge alles tun, um den Dichter zu retten. Hajek quittierte den Empfang des Briefes mit den Worten: „Da schreibt mir ein gewisser Werfel, ich soll etwas für einen gewissen Kafka tun. Wer der Kafka ist, das weiß ich. Das ist der Patient auf Nummer 12. Aber wer ist der Werfel?"

Adolf Lorenz, der große Orthopäde, feierte 1924 seinen 70. Geburtstag und hatte damit das Emeritierungsalter erreicht. In einer würdigen Feier wurde ihm das obligate „Ehrenjahr" angeboten, das er aber mit der Begründung ablehnte: „Wenn ich Euch mit 70 Jahren nicht mehr gut genug bin, dann ist das 71ste noch hoffnungsloser . . ."

Konrad Lorenz war bereits in jungen Jahren ein ausgezeichneter Zoologe, der im Garten der elterlichen Villa in Altenberg bei Wien Vögel aller Art beobachtete. Als daher in den ersten Nachkriegsjahren die Deutsche Ornithologengesellschaft in

Wien tagte, wurden die Teilnehmer in das Lorenzsche Haus geladen. Ehrengast war Ferdinand I., Exzar von Bulgarien, ein begeisterter Amateurornithologe. Adolf Lorenz bewirtete die Versammlung mit Schinkenbroten und begrüßte sie mit den Worten: „Es ist mir eine große Ehre, Eure Majestät und meine sehr geehrten übrigen Gäste unter meinem niedrigen Dache willkommen heißen zu können. Ich schätze diese Ehre um so höher, als ich mich keiner anderen Verbindung mit der Ornithologie rühmen kann als meines Interesses für jene Vögel, die unsere Bratpfanne schmücken. Wären die Zeiten nicht so schlecht, so hätten mindestens fünfzig steirische Kapaune zur Feier dieser Gelegenheit beweisen müssen, daß sie nicht umsonst kastriert worden sind. Jene Ornithologen aber, die nicht zufrieden sind, kann ich auf ein von Ornithologen geprägtes Sprichwort verweisen: ‚Friß, Vogel, oder stirb!'"

Wie fast allen vielbeschäftigten Ärzten fiel es Adolf Lorenz manchmal schwer, sich seiner Patienten zu erinnern. So spielte sich einmal zwischen ihm, seinem Sohn und Assistenten Albert und einem Ehepaar, dessen Töchterchen Lorenz operiert hatte, folgende Unterhaltung ab: „Natürlich erinnere ich mich an Sie, gnädige Frau", begann Professor Lorenz die Konversation, „es ist hoffentlich schon besser mit der Hüfte, nicht wahr?" – „Nein, Papa", unterbrach ihn der Sohn, „der Patient ist ja ..." – „Natürlich, verzeihen Sie", sagte Lorenz und wandte sich an den Ehegatten: „Die Wirbelsäule macht Ihnen keine Beschwerden mehr?" Abermalige Unterbrechung durch den Sohn: „Nein, Papa, es handelt sich um das Kind der Herrschaften." – „Na, freilich", meinte Lorenz. „Wo ist denn der Bub?" – „Nein, Herr Hofrat", erwiderte die Mutter, „es ist ein Mäderl ..." –

„Natürlich“, sagte Lorenz, „ich habe es ja an Hüftverrenkung operiert ...“ – „Nein, Papa“, versuchte der Sohn wieder zu helfen, „du erinnerst dich doch noch an das Mäderl ...“ – „Freilich“, sagte der Vater, „du meinst das mit den O-Beinen, das wir operiert haben.“ – „Herr Hofrat“, erklärte die Mutter, „es war wegen der Verkrümmung des kleinen Fingers!“ – „Ah, richtig, natürlich! Also dann auf Wiedersehen“, verabschiedete sich Lorenz freundlich.

Unter dem frischen Eindruck eines Steuerbescheides von beträchtlicher Höhe sagte Lorenz eines Morgens, als er sich dem Operationstisch näherte, zu seinem Sohn, der ihm assistierte: „Es ist wirklich zum Verzweifeln, vollkommen hoffnungslos, da gibt es ganz einfach keine Hilfe!“ Als er am Nachmittag die Patientin, eine junge Jüdin aus Polen, in ihrem Zimmer besuchte, fand er die ganze Familie um das Krankenbett versammelt: Schwarz gekleidet, weinend und wehklagend, wie es sich beim „Schiwesitzen“ gehört. „Ja, was ist denn los“, rief Lorenz verdutzt. „Die Operation ist doch klaglos verlaufen und das Mädel ist kerngesund!“ „Herr Professor“, erwiderte der gramgebeugte Vater, „geben Sie sich keine Mühe. Unser Töchterchen hat doch selbst gehört, bevor sie eingeschlafen ist in der Narkose, wie der Herr Professor gesagt hat: ‚Es ist zum Verzweifeln, jede Hoffnung ist dahin, hinschmeißen möchte er alles, da gibt es keine Hilfe.‘ Und da soll mein armes Kind nicht verzweifeln?!?“

Jährlich verbrachte Adolf Lorenz längere Zeit in den Vereinigten Staaten, um dort zu operieren. Als er einmal in Rochester die angeborenen Klumpfüße eines fünfzehnjährigen Jungen korrigierte, hatte man den Operationstisch auf ein frischgestrichenes Podest gestellt, das mit einem Teppich bedeckt war. Lorenz rutschte auf dieser Unterlage dauernd aus, so daß ihm schließlich nichts anderes übrigblieb, als Schuhe und Strümpfe auszuziehen und mit bloßen Füßen weiterzuoperieren. Noch am selben Tag berichtete ein Abendblatt über den Operationsverlauf mit den Worten: „Er zog die Schuhe aus, und gleich Christus, dem großen Heiler, vollbrachte er barfüßig sein Werk!"

Auch seinen 80. Geburtstag verbrachte Adolf Lorenz in den Vereinigten Staaten. Von einem Reporter nach dem Rezept für ein langes Leben befragt, antwortete er: „Vorsicht in der Wahl der Eltern ist das Wichtigste, ferner Mäßigkeit in allem, auch in der Arbeit!"

Lorenz fühlte sich in Amerika so zu Hause, daß er seine Lebenserinnerungen zunächst in englischer Sprache schrieb und in den Vereinigten Staaten erscheinen ließ, ehe sie in deutscher Übersetzung auch in seinem Heimatland herauskamen. In diesem Buch, das den schlichten Titel trägt „Ich durfte helfen", hat der große Arzt folgendes Resümee gezogen: „Ich bekenne, daß ich die Freuden des Lebens aus tiefer Überzeugung bejahe. Eine ärztliche Anekdote spiegelt meinen Standpunkt wider. Zu einem Arzt kam ein Mann und fragte: ‚Doktor, wie muß ich es anstellen, um achtzig Jahre alt zu werden?' – ‚Erzählen Sie mir zuerst etwas von Ihren Eltern und Großeltern', antwortete der Arzt. – ‚Alle gesund, meine Großeltern sind über achtzig Jahre alt geworden', erwiderte der Mann. ‚Rauchen Sie viel?' setzte der Arzt sein Examen fort. – ‚Ich rauche überhaupt nicht' – ‚Trinken Sie viel?' – ‚Ich bin Abstinenzler.' – ‚Sind Sie verheiratet?' – ‚Nein, ich bin Junggeselle.' – ‚Dann haben Sie wohl mehr Freundinnen, als Ihnen gut ist?' forschte der Arzt weiter. – ‚Was denken Sie von mir, Doktor?' erwiderte der Mann beleidigt. ‚Ich habe in meinem ganzen Leben noch keine Frau in meinen Armen gehalten.' – ‚Mann, wozu wollen Sie dann achtzig Jahre alt werden?' war die abschließende Frage des Arztes!"

Die zwanziger Jahre waren eine verrückte Zeit, die ihre eigenen medizinischen Moden hatte. So erregte der französische Arzt *Emil Coué* weltweites Aufsehen mit seiner Therapie der Autosuggestion, die so großen Zuspruch fand, daß Coué nicht nur in seiner Heimatstadt Nancy, sondern auch in New York eine Klinik eröffnen konnte. Über die Methode der Selbstheilung durch das Sprüchlein: „Es geht mir besser, es geht mir besser, es geht mir ständig besser!" zirkulierte damals das Scherzwort: „Ein O-Beiniger ist darangegangen, sich nach der Methode Coué zu heilen. Er mußte aber jetzt aufhören, denn er hat begonnen, X-Beine zu bekommen."

Eine andere medizinische Modeerscheinung waren die Verjüngungskuren des in Frankreich lebenden russischen Arztes *Sergej Woronoff*. Seine fragwürdigen Verpflanzungen von Affendrüsen waren überall das Tagesgespräch, und der Wiener Kabarettist Karl Farkas verfaßte darüber ein Gedicht, das mit den Versen endete:

Empört schreit jeder Pavian:
„Der Mann geht zu den Mädeln
Und will sich hochstaplerisch dann
Durch uns wieder veredeln?
Hat jener zu viel Frau'n geseh'n,
Muß unsereins das büßen?
Er mag sich unterhalten geh'n,
Doch nicht mit uns're Drüsen . . .!"

Auch Blinddarmoperationen schienen damals, vor allem in den Vereinigten Staaten, sehr in Mode gewesen zu sein. Zu diesem Schluß kam jedenfalls *Ferdinand Sauerbruch*. Als er nach einem Besuch in Amerika, wo er von Spital zu Spital und von Party zu Party gehetzt worden war, von einem Reporter nach seinen Eindrücken befragt wurde, antwortete er lakonisch: „Zu viel Cocktail und zu viel Appendicitis."

Sein Wiener Kollege, der Chirurg *Hochenegg*, sah das Problem in einem anderen Licht. Als er bei einem Abendessen von seiner Tischdame gefragt wurde, ob der Blinddarm eigentlich ein lebenswichtiges Organ sei, antwortete er mit ernstem Gesicht: „Für den Chirurgen schon, gnädige Frau!"

Hochenegg hatte einem Landpfarrer aus einer entlegenen niederösterreichischen Gemeinde erfolgreich die Gallenblase entfernt. Als sich der Patient nach seiner Genesung verabschiedete, meinte er mit frommem Augenaufschlag: „Der liebe Gott hat seinem bescheidenen Diener wieder einmal geholfen!" „Hochwürden", antwortete Hochenegg leicht gereizt, „es wäre aber einfacher gewesen, wenn der liebe Gott seinem einfachen Diener bereits zu Hause geholfen hätte. Dann hätten Sie sich nämlich die weite Reise nach Wien sparen können."

Der Wiener Gerichtsmediziner Professor *Haberda* war ein rauher Geselle. Wenn er in seinen Vorlesungen über Fälle von Vergewaltigungen sprach, schilderte er sie zwar mit wissenschaftlicher Gründlichkeit in allen Einzelheiten, sagte dann aber am Schluß: „Im übrigen gibt's natürlich eigentlich keine Vergewaltigungen. Probieren Sie einmal, meine Herren, einen Zwirnsfaden in ein Nadelöhr einzufädeln, wenn die Nadel im Zimmer herumhüpft und schreit ..."

Gerichtsmedizin ist ein Fach, das wegen seiner interessanten, meist gruseligen Details auch auf viele Laien große Anziehungskraft ausübt. Dazu kam bei den Vorlesungen Haberdas, daß es in den zwanziger Jahren viele Beschäftigungslose gab, die nicht recht wußten, was sie mit ihrer Zeit anfangen sollten. Das führte dazu, daß Haberda einmal eine Vorlesung im übervollen Hörsaal mit den Worten begann: „Ich begrüße die Herren Arbeitslosen, die Besucher der umliegenden Kaffeehäuser, die Studenten sämtlicher Fakultäten und selbstverständlich auch die Mediziner, die sich hier eingefunden haben."

Professor *Pirquet*, der berühmte Wiener Kinderarzt, war ein überaus warmherziger Mensch, der seine Hörer mit sanfter Stimme zu belehren pflegte: „Die Behandlung von Babys ist sehr einfach. Schwierig ist nur die Behandlung der Mütter. Da müssen Sie Künstler sein, meine Herren, Geduldskünstler!"

Ein Student, der beim Kinderarzt Professor *Hamburger* zur Prüfung antrat, bekam diese Erkenntnis ebenfalls bei einer Prüfung zu spüren. Es gelang ihm nicht, die Krankheit des Babys zu diagnostizieren, und außerdem machte ihn die ständig redende Mutter so nervös, daß er schließlich verzweifelt sagte: „Herr Professor, ich glaube, man sollte zunächst einmal der Mutter Baldriantropfen geben." „Danke, Herr Kollege", sagte Hamburger, dem die schwätzende Frau genauso auf die Nerven ging. „Sie haben mit Auszeichnung bestanden."

Dr. Viktor Adler.
(Anläßlich des 60. Geburtstages).

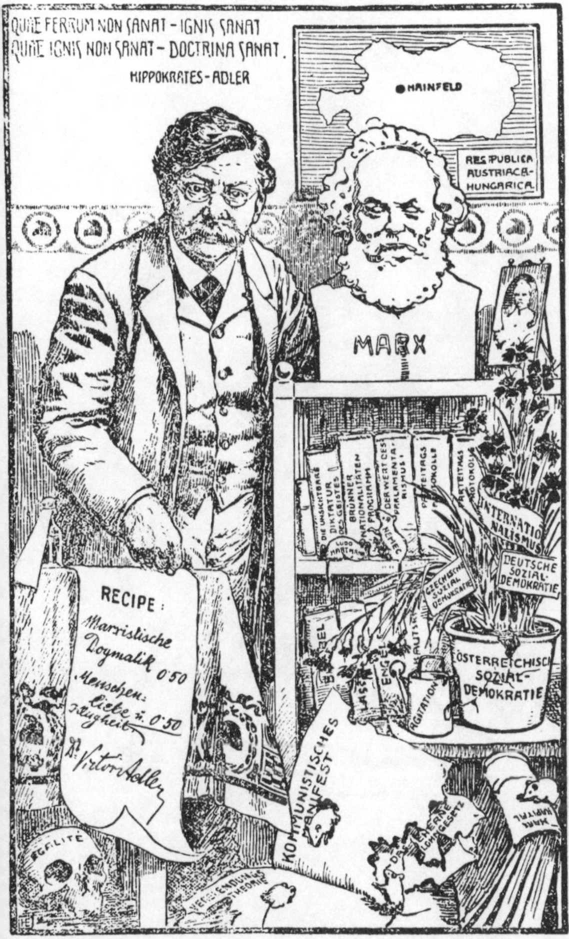

14 *Viktor Adler*

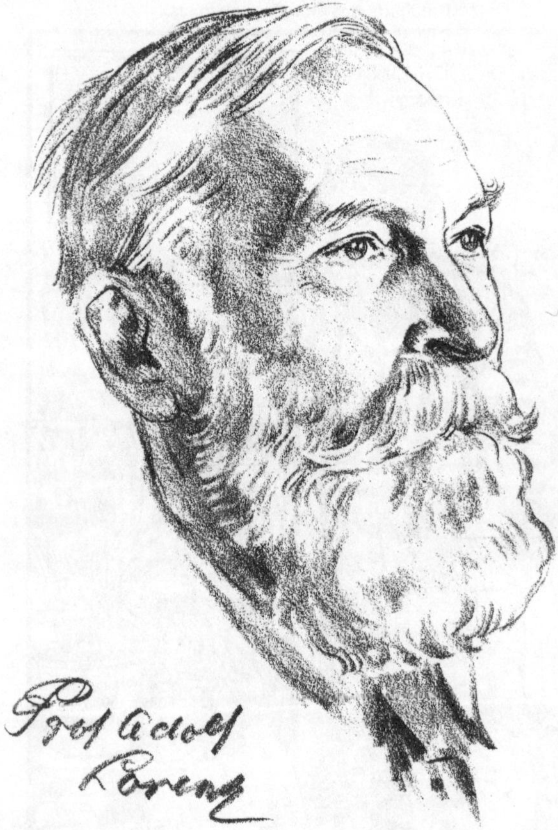

15 Adolf Lorenz

Der Dermatologe Professor *Arzt* prüfte einen Studenten über Skabies. Der wohlvorbereitete Kandidat antwortete, daß sich bei dieser Krankheit die Milbenweibchen unter die menschliche Haut fressen, vergaß aber zu präzisieren, daß dies nur die trächtigen Weibchen tun. Arzt wollte ihm helfen und fragte: „Also sagen Sie: alle Weibchen fressen sich unter die menschliche Haut?“ Nervös geworden, antwortete der Kandidat: „Nein, Herr Professor, nur Milbenweibchen!“

Burghard Breitner, später ein bekannter Chirurg und Professor in Innsbruck, war Schüler von Professor Eiselsberg. Als er einmal auf der Klinik Dienst tat, wurde ein Mann eingeliefert, der besinnungslos auf der Straße zusammengebrochen war. Eine schnell durchgeführte Untersuchung ergab, daß der Bewußlose eine harte Bauchdecke hatte, worauf Breitner alles für eine sofortige Operation vorbereiten ließ. Der Mann wurde entkleidet, und nachdem man den Oberkörper freigemacht hatte, fand man an einer Schnur um seinen Hals ein Schildchen, auf dem stand: „Bin schon dreimal operiert. Leide an Epilepsie!“

Röntgenologe der Wiener Universität war Professor *Guido Holzknecht,* ein Märtyrer seines Berufes, der 1931 an Röntgenkrebs starb. Ein Denkmal im Wiener Arne-Carlsson-Park, der früher Guido-Holzknecht-Park hieß, erinnert an ihn. Holzknecht war ein bescheidener Mann und ein überzeugter Anhänger wissenschaftlichen Teamworks. So sagte er einmal über seine Mitarbeiter: „Wenn einer meiner Assistenten nicht mehr weiß als ich, das heißt auf einem Teilgebiet größere Kenntnisse hat als ich, kann ich ihn nicht brauchen.“

Der aus Ungarn stammende Biologe *Albert Szent-Györgyi,* der 1937 für seine Vitaminforschungen den Nobelpreis erhielt, vertrat mit Boshaftigkeit und Vehemenz die These, daß Mediziner für exakte wissenschaftliche Forschungstätigkeit eigentlich völlig ungeeignet seien. Dementsprechend erzählte er einmal in der Vorlesung seinen Hörern: „Ich habe einen Arzt gekannt, der versuchte, wissenschaftlich zu arbeiten. Der Mann hatte Zwillinge und ließ einen katholisch und den anderen evangelisch taufen, um zu beobachten, ob sie sich verschieden entwickeln ...“

Der Internist Professor Jagić, Vorstand der II. Wiener Medizinischen Klinik, war zugleich auch Dirigent des berühmten Ärztesymphonieorchesters, das sich zur Gänze aus musizierenden Medizinern zusammensetzte. Als man *Leo Slezak* fragte, ob er sich nicht ein Konzert dieses Orchesters anhören wolle, antwortete der gefeierte Tenor entrüstet: „Ich denke nicht daran! Wenn ich eine Blinddarmentzündung habe, lasse ich mich ja auch nicht von den Wiener Philharmonikern operieren!“

Stefan Zweig war in den zwanziger Jahren mit den Vorarbeiten für seine „Marie-Antoinette“-Biographie beschäftigt, die er mit gewohnter Akribie betrieb. Als das Ehepaar *Zuckmayer* in dieser Zeit die Zweigs einmal besuchte, zogen sich die beiden Männer sofort zu einem intensiven Gespräch zurück. Als Frau Zuckmayer nachher ihren Gatten fragte, was der Hausherr denn so Wichtiges zu erzählen gehabt habe, bekam sie zur Antwort: „Der Zweig hat mir den letzten Klatsch aus der Französischen Revolution erzählt. Er weiß über jede Phimose, Lues und Gonorrhoe so genau Bescheid, daß man meinen könnte, er sei Hautarzt in Versailles gewesen.“

Der österreichische Bundeskanzler *Ignaz Seipel* wurde im Jahre 1924 von einem Attentäter angeschossen. Da er schwer zuckerkrank war, wagte man nicht, die Kugel operativ zu entfernen. Einige Zeit nach der Entlassung aus dem Spital wurde der Kanzler nach seinem Befinden gefragt und antwortete: „Mein lieber Freund, mit der Gesundheit ist es wie mit der Währung. Entscheidend ist, daß sie sich überhaupt stabilisiert, und nicht das Niveau, auf dem die Stabilisierung erfolgt."

Der Wiener Anatom *Julius Tandler*, überzeugtes Mitglied der Sozialdemokratischen Partei, war im Jahre 1918 als Stadtrat für Gesundheitswesen in die Wiener Stadtverwaltung eingetreten. Trotz seiner politischen Stellung war er aber nach wie vor als akademischer Lehrer tätig und fragte eines Tages bei der Prüfung einen Kandidaten nach der Größe der Conjugata vera, die üblicherweise zwischen zehn und zwölf Zentimeter lang ist. Der Student antwortete jedoch: „Fünfundzwanzig Zentimeter, Herr Professor." „Ausgezeichnet", sagte Tandler, „bei dieser Größe kann das Baby bequem im Unterleib spazierengehen und sich aufs Töpfchen setzen."

Eine seiner Vorlesungen begann Tandler mit den Worten: „Meine Damen und Herren! Der Mensch hat viele Öffnungen und vor jeder lauert ein Spezialist."

Eine andere prägnante Formulierung Tandlers lautete: „Diagnosen sind wie das Schicksal – sie sind undurchdringlich."

Bruno Kreisky, der rund vierzig Jahre später Vorsitzender der österreichischen Sozialisten und bald darauf Bundeskanzler wurde, maturierte im Jahre 1929 und begann Jus zu studieren. Er hatte ursprünglich Mediziner werden wollen, dieses Vorhaben aber aufgegeben, nachdem ihn sein Parteivorsitzender *Otto Bauer*, der offensichtlich wenig von den Vorbildern Viktor Adler und Julius Tandler hielt, belehrt hatte: „Ein Politiker kann kein guter Arzt sein!"

Ob sich die Ärzte nun mit Politik beschäftigten oder nicht – verhindern, daß sich die Politik mit ihnen beschäftigte, konnten sie nicht. So bemühte sich der Wiener Psychiater Otto Kauders um den Lehrstuhl für Psychiatrie in Graz, was auf einige Schwierigkeiten stieß, denn Graz war eine sehr nationale Stadt, und Kauders war Jude. Der Grazer Röntgenologe Professor *Leeb* erkundigte sich jedenfalls einmal gesprächsweise bei einem Wiener Kollegen von Kauders, dem bekannten Psychiater Professor *Pötzl:* „Sagen Sie einmal, Herr Kollege, ist der Kauders eigentlich Jude oder nicht?" Pötzl kratzt sich nachdenklich an seiner Stirnwarze und meinte schließlich: „Ob der Kauders ein Jude ist, weiß ich nicht. Sein Bruder ist einer!"

Laryngologe in Graz war Professor *Johann Zange*, der 1928 einem Ruf nach Jena Folge leistete. Er wurde wegen seines kleinen Wuchses der ‚Stimmritzennapoleon' genannt und liebte prägnante Formulierungen. Einer seiner Aussprüche lautete: „Der liebe Gott ist klug. Er hat den Menschen mit zwei Tonsillen ausgestattet – das Stück zu 50 Mark."

Zanges Wiener Kollege war der berühmte Professor *Heinrich Neumann*, allgemein Herschel Neumann genannt. Zu seinen Patienten zählten fast sämtliche

Burgschauspieler, die oft vergaßen zu bezahlen, aber glaubten, dem Professor eine Freude zu bereiten, wenn sie ihm Freikarten für ihre Vorstellungen gaben. Herschel kommentierte dieses Verhalten mit den Worten: „Die Burgschauspieler sind merkwürdige Menschen. Zuerst bleiben sie einem das Honorar schuldig und dann verlangen sie auch noch, daß man sie sich auf der Bühne anschaut.“

Auch der englische König Eduard VII. war vor dem Ersten Weltkrieg einmal Neumanns Patient gewesen, als er während eines Besuches in Wien überraschend an Heiserkeit erkrankte. Bei der letzten Konsultation am Tag der Abfahrt sagte der König huldvoll zum Arzt: „Nun, wir sehen uns ja noch heute abend am Bahnhof.“ „Da bin ich nix so sicher, Majestät“, antwortete Neumann, „denn ich fahr ja nix fort.“

Neumann war sehr stolz auf seinen Sohn Burschi, der ein ausgezeichneter Schwimmer war und bei einem Wettbewerb in Pörtschach den ersten Preis gemacht hatte. „Woher hat der Bub das?“ wurde der Vater von seinem Kollegen Ruttin gefragt. „Also von wem er das Schwimmen hat, weiß ich nicht“, erwiderte Neumann, „das Preisemachen hat er von mir.“

Als Neumann sein 20 Jahr-Jubiläum als akademischer Lehrer feierte, bereiteten ihm Kollegen und Schüler eine große Ehrung. Viel Prominenz war versammelt, und am Höhepunkt der Feier wurde Neumann ein Geschenk überreicht: ein kolossales Ohr aus Gips, in dem eine Statuette angebracht war, die Neumann, mit dem Rundspiegel auf der Stirn, darstellte. Kaum hatte der Jubilar die prächtige Ehrengabe gesehen, brach er in schallendes Gelächter aus.

Als man ihn nach der Feier fragte, was ihn so amüsiert habe, antwortete er: „Nächste Woche feiert der Gynäkologe Halban Jubiläum. Ich frage mich, was sie dem schenken werden.“

Wenn die Rede auf Honorarfragen kam, erzählte Neumann stets eine Geschichte von Professor *Baron,* einem ungarischen Chirurgen seiner Studentenzeit. Ein ebenso wohlhabender wie geiziger Geschäftsmann, den Baron operieren sollte, feilschte endlos um das Honorar, bis es dem Chirurgen zu dumm wurde. „Wissen Sie was“, sagte er, „wenn ich Ihnen zu teuer bin, lassen Sie sich von einem meiner Assistenten operieren.“ „Aber, Herr Professor“, rief der Millionär bestürzt aus, „niemand hat doch so sichere Hände wie Sie!“ „Wie soll ich sichere Hände haben“, replizierte Baron, „wenn ich um das Honorar zittern muß ...“

Der berühmte schwedische Hirnchirurg *Olivecrona* verzichtete bei bedürftigen Patienten großzügig auf das Honorar. Als ihn eine alte Frau nach geglückter Operation fragte, was sie schuldig sei, antwortete der Chirurg, der in Gedanken ganz woanders war, zerstreut: „Achtzig.“ Die Patientin holte daraufhin eine Krone hervor. Olivecrona nahm sie lächelnd in Empfang und holte seinerseits zwanzig Öre hervor. Die Patientin wollte sie nicht nehmen, aber Olivecrona drückte sie ihr mit den Worten in die Hand: „Nein, nein, Muttchen, bei uns machen wir das ohne Trinkgeld.“

Der Münchner Nobelpreisträger für Chemie *Richard Willstätter,* ein guter Freund Ferdinand Sauerbruchs, machte sich gerne über seine Kollegen von der medizinischen Fakultät im allgemeinen und ihre Honorare im besonderen lustig. Er hatte dazu zwei Scherzfragen parat: Erstens: „Was ist der Unterschied zwischen einem Finanzamt und einem Chirurgen? — Gar keiner. Beide versuchen aus den Leuten soviel wie irgend möglich herauszuholen.“ — Zweitens: „Was ist der Unterschied zwischen einem Goldgräber und einem Chirurgen? — Ebenfalls keiner. Beide fahren mit Stahl hinein, um Gold herauszuholen.“

Sauerbruch, der für einen Scherz durchaus Verständnis hatte, pflegte seinerseits folgende Definition seines Berufes zu zitieren: „Ein Chirurg ist ein Mann, der sich täglich darüber wundert, wieviel man von einem Menschen wegschneiden kann, ohne ihn umzubringen.“

In München, wohin er nach dem Ersten Weltkrieg berufen worden war, begann Sauerbruch in der Klinik sofort eine umfangreiche Bautätigkeit zu entfalten: Mauern wurden niedergerissen, alte Gebäudeteile entfernt oder umgebaut und neue Objekte errichtet. Willstätters Kommentar zu diesen hektischen Aktivitäten: „Da kommt Mauerbruch ...“

Legendär war Sauerbruchs Grobheit. Er selbst gab freimütig zu: „Einem neu eingetretenen Assistenzarzt werde ich wohl gesagt haben: ‚Wenn ich Ihnen eines Tages sagen will: ›Das, was Sie soeben gemacht haben, verehrter Herr Kollege, halte ich, wenn Sie mir diese Kritik erlauben wollen, für falsch‹, wenn ich das also sagen will, so werde ich rufen: Rindvieh!‘“

Energisch dementiert hat Sauerbruch dagegen, daß sich einmal zwischen ihm und einem seiner Assistenten, dem bei einer schwierigen Operation ein Ungeschick passierte, folgender Dialog abgespielt hat: „Sag mal, Meyer, ißt du Erbsen mit dem Messer?" Meyer schweigt. „Ich habe dich gefragt, ob du Kullererbsen mit dem Messer ißt?" Meyer schweigt noch immer. „Kannst du mir nicht antworten, wenn ich eine höfliche Frage an dich richte?" Darauf Meyer, mühsam beherrscht: „Herr Geheimrat wissen ganz genau, daß ich Erbsen nicht mit dem Messer esse!" Darauf Sauerbruch: „Du solltest es tun, Meyer, du solltest es üben. Du wärst dann geschickter mit den Händen!"

Eisern hielt Sauerbruch an dem von seinem Lehrer, Professor Mikulicz, übernommenen Grundsatz fest, daß junge Assistenzärzte ledig bleiben sollten, „weil sie ohnehin mit der Klinik verheiratet sein müßten". Als einer seiner Mitarbeiter glaubte, gegen diese Regel verstoßen zu können, und seinem Chef eine Verlobungsanzeige schickte, empfing ihn Sauerbruch bei nächster Gelegenheit mit den lakonischen Worten: „Ich danke Ihnen sehr für Ihre Verlobungsanzeige. Ich wußte gar nicht, daß Sie uns so schnell verlassen wollen."

· Von München wurde Sauerbruch nach Berlin berufen, wo er die Leitung der Charité übernahm. Zu seinem Berliner Freundeskreis gehörte *Max Liebermann,* der ihn auch malte. Sauerbruch war aber ein schlechtes Modell, dem die Porträtsitzungen zu lange dauerten. Liebermann ermahnte ihn schließlich mit den berühmt gewordenen Worten: „Sauerbruch, wenn Sie 'nen Fehler machen, dann deckt ihn der jriene Rasen. Een Fehler von mir hängt noch nach hundert Jahren an der Wand!"

Der Gynäkologe *Walter Stoeckel*, der nach dem Tode von Geheimrat Bumm 1925 den Ruf nach Berlin erhielt, wurde ebenfalls von Liebermann porträtiert. Auch mit ihm war der Maler nicht zufrieden. „Stoeckel", mäkelte er nach den ersten Skizzen, „Sie kann ma nich zeichnen. Mal sehn Sie aus wie ein junges Mädchen, mal wie 'n Oberst in Zivil, nur wie een Professor sehn Se nie aus!"

Der Doyen der deutschen Chirurgie war Professor *Kirschner*, Ordinarius in Heidelberg. Beim Chirurgenkongreß des Jahres 1934, dessen Vorsitzender er war, wurde er von Sauerbruch im Namen der Kollegen in einer Ansprache gefeiert. Nachher gab es ein geselliges Beisammensein, bei dem alle Anwesenden immer ausgelassener wurden, Kirschner aber immer stiller und stiller. „Was hast du denn", fragte ihn Sauerbruch schließlich, „warum bist du denn ausgerechnet an deinem Ehrentag so trübsinnig?" „Ja, weißt du", antwortete Kirschner, „ich habe mir eben überlegt, daß ich eigentlich mein ganzes Leben lang unter einem Minderwertigkeitskomplex gelitten habe, weil ich im Abitur durchgefallen bin."

Sauerbruchs Popularität hatte die übliche nachteilige Folge: Es kannten ihn viele Leute, an die er sich beim besten Willen nicht erinnern konnte. So wurde er eines Tages, als er den Kurfürstendamm entlangging, von einer einfach, aber adrett gekleideten Frau gegrüßt. Sauerbruch zog verlegen den Hut und meinte: „Verzeihung, meine Gnädigste, aber ich kann mich beim besten Willen nicht erinnern." „Herr Professor", sagte die Angesprochene ihrerseits verlegen, „ich bin doch die Toilettefrau bei Kempinski."

Der Chirurg *Hans Killian,* Autor zahlreicher erfolgreicher Bücher, wußte anfänglich nicht, in welchem Fach er sich spezialisieren sollte. In seinen Erinnerungen „Hinter uns steht nur der Herrgott" gibt er den Rat wieder, den ihm sein Freiburger Lehrer, der Pharmakologe *Walter Straub,* gegeben hatte. „Merken Sie sich: Innere Medizin ist die Lehre von den unheilbaren Krankheiten, der Entschluß Frauenarzt zu werden, wird stets vor dem Spiegel gefaßt, und in der Chirurgie gleicht nur die Güte des Materials die Fehler des Operateurs aus."

Der zweite bedeutende Chirurg in Berlin neben Ferdinand Sauerbruch war Geheimrat *August Bier.* Im Gegensatz zu seinem temperamentvollen Kollegen war er ein stiller, zurückhaltender Mann, der seinen Beruf mit viel Selbstironie beurteilte. Über sich selbst pflegte er zu sagen: „Man hat mir übelgenommen, daß ich mich auch mit anderen Dingen als der Chirurgie beschäftigt habe. Man glaubt anscheinend, daß der Mensch durch die Beschäftigung mit der Chirurgie so verdummt, daß er zu nichts anderem mehr zu gebrauchen ist."

Eine der Weisheiten, die Bier seinen Schülern mit auf den Weg gab, lautete: „Meine Herren, merken Sie sich, daß sich jede Sache von zwei Seiten betrachten läßt: Von einer wissenschaftlichen und von einer vernünftigen."

Biers Urteil über den Krebs und seine Bekämpfung: „Es ist so viel über den Krebs geschrieben worden, daß ein einzelner in seinem Leben gar nicht alles lesen kann. Was wir aber sicher wissen, läßt sich auf eine Visitenkarte schreiben."

Die alte Erkenntnis, daß Prominente als Kranke oft gar nicht gut dran sind, weil die Ärzte einem Durchschnittspatienten viel unbefangener gegenübertreten, kleidete Bier in folgende Geschichte: „Sollte ich einmal Blinddarmentzündung bekommen, lege ich mich im Tiergarten auf eine Bank und warte, bis ich auf die Unfallstation gebracht werde. Dort kommt irgendein kleiner Doktor, tupft mir auf den Bauch, konstatiert Appendicitis, operiert mich und ich werde gesund. Wenn dagegen der berühmte Geheimrat Bier Bauchschmerzen hat, da heißt es, den müssen wir natürlich zu Sauerbruch bringen. Aber bis man den gefunden hat und bis mich der operiert, bricht der Wurmfortsatz durch, ich bekomme die schönste Bauchfellentzündung und schließlich bin ich tot."

Im übrigen war Bier der Prototyp des zerstreuten Professors. Seine Studenten behaupteten, er verfasse auf Reisen vor dem Schlafengehen Erinnerungszettelchen, die etwa lauteten: „Schuhe vor die Türe gestellt. Zweiten Anzug zum Bügeln gegeben, kann um neun Uhr geholt werden. Uhr auf dem Nachttisch. Geheimrat Bier im Bett."

An den deutschen Kliniken herrschte in den zwanziger Jahren noch eine harte Zucht. Als der Psychiater *Hans Bürger-Prinz* im Jahre 1925 als junger Assistent nach Heidelberg kam, wies man ihm als Unterkunft eine Dachstube im Klinikgebäude zu. Es war November, bitterkalt, doch Heizung gab es in dem spartanisch eingerichteten Stübchen keine. Als Bürger-Prinz dieses Problem am nächsten Tag mit seinem Chef, Professor *Carlos Wilmans*, erörtern wollte, bekam er zur Antwort: „Außerhalb des Dienstes halten sich die Herren in der Bibliothek auf, und die ist geheizt!"

Bürger-Prinz war allerdings einer jener strebsamen jungen Ärzte, die solche Entbehrungen willig auf sich nahmen und ganz in ihrer Arbeit aufgingen. Professor *Gruhle*, der nach Wilmans die Heidelberger Klinik leitete, nahm ihn einmal zu einem Kongreß nach Wien mit, wo ein Kollege den jungen Arzt gesprächsweise fragte: „Wohnen Sie eigentlich in der Klinik?" Bevor Bürger-Prinz antworten konnte, sagte sein Chef: „Was heißt wohnen? Der lebt in der Klinik!"

Der Leiter der Hamburger Irrenanstalt Friedrichsberg, Professor *Wilhelm Weigand*, hatte ein Hobby: Von seinen ausgedehnten Besuchsreisen in alle Welt brachte er die Schößlinge exotischer Bäume und Sträucher mit, die im Garten seiner Klinik eingepflanzt wurden. Weigands botanische Sammlerleidenschaft nahm schließlich solche Ausmaße an, daß sein Kollege *Max Nonne* sagte: „Wenn ich nicht so gut mit ihm befreundet wäre, würde ich den Weigand ja mal zu sich selber schicken."

Der Berliner Psychiater *Bonhoeffer* führte einmal ein Streitgespräch mit einem seiner Assistenten, der von seiner Auffassung nicht abweichen wollte und schließlich erklärte: „Herr Professor, in dieser Frage sind meine Ansichten wirklich unerschütterlich." „Mein lieber Freund", belehrte ihn Bonhoeffer, „merken Sie sich eines: Unerschütterlich sind nur die Ansichten von Idioten und Polizisten!"

Der bedeutende Wiener Psychiater *Julius Wagner-Jauregg* feierte im Jahre 1927 seinen 70. Geburtstag und nahm damit Abschied von der Universität. Man bereitete ihm die üblichen Ehrungen, zahlreiche Reden wurden gehalten und die vielfältigen Verdienste des Jubilars gebührend gewürdigt. Am Schluß der Feier stand Wagner-Jauregg auf und begann seine Dankrede mit den Worten: „Die Herren Festredner haben von meinen verschiedenen Eigenschaften berichtet, aber keiner von ihnen hat erzählt, was für ein boshaftes Luder ich eigentlich bin . . .“

Viele von Wagner-Jaureggs selbsteingestandenen Boshaftigkeiten sind überliefert. So sagte er einmal über seinen eigenen Berufsstand: „Meine Herren, geben wir doch zu, daß sich die Irrenärzte von ihren Patienten in den meisten Fällen nur durch die akademische Vorbildung unterscheiden!“

Wagner-Jaureggs jüngerer Kollege Erwin Stransky publizierte sehr fleißig. So fleißig, daß Wagner-Jauregg eines Tages einen befreundeten Kollegen fragte: „Sag einmal, hast du eigentlich schon den dieswöchigen Stransky gelesen?“

Der Psychiater Otto Pötzl war der Sohn von Eduard Pötzl, der ein bekannter Journalist war, meisterhafte Lokalskizzen im Wiener Dialekt schrieb und die populäre Figur des „Herrn Nigerl“ geschaffen hatte. Wagner-Jauregg wurde nun eines Tages im Verlauf eines Fachgesprächs von einem Kollegen gefragt: „Sagen Sie, Herr Professor, was halten Sie eigentlich vom Pötzl?“ Versonnen antwortete Wagner-Jauregg: „Vom Eduard halte ich viel . . .“

Otto Pötzl hielt sich Bittsteller, lästige Patienten und unangenehme Kollegen damit vom Leibe, daß er ihnen schnell irgend etwas versprach, um sie loszuwerden. Das veranlaßte einen seiner Assistenten, einmal mitten während der Visite zu seinen Kollegen zu sagen: „Kinder, mir is heut so mies, i geh zum Chef und laß mir was versprechen!“

Ein junger österreichischer Neurochirurg, der in Deutschland ausgebildet worden war, hielt in der Wiener Gesellschaft der Ärzte einen Vortrag über Gehirnoperationen. Mit der Unbekümmertheit der Jugend berichtete er über die gewagtesten Eingriffe aller Art und über die zahlreichen Gehirnpartien, deren operative Entfernung geglückt sei. In der anschließenden Diskussion stand *Wagner-Jauregg* auf und sagte: „Herr Kollege, ich habe heute gelernt, daß ich mich das ganze Leben mit einem Organ beschäftigt habe, das der Mensch eigentlich gar nicht braucht."

Wagner-Jauregg war, wie *Erwin Stransky* in einem Gedenkartikel einmal bemerkte, ein ganz hervorragender Kriminalist von einer fast genialisch zu nennenden polizistischen Begabung. Als man sich in seiner Klinik einmal vergeblich bemühte, einen Kasten zu öffnen, sprengte er mit einigen geschickten Handgriffen das Schloß auf und sagte nachher: „Ich glaube, es wäre am besten, wenn ich für meine Assistenten einen Einbrecherkurs lesen würde."

Seine intensive Beschäftigung mit Fragen der Kriminalistik und der Gerichtsmedizin führte schließlich dazu, daß Wagner-Jauregg zu seinem 80. Geburtstag das Ehrendoktorat der Wiener juridischen Fakultät verliehen wurde. In seiner Dankrede sagte er dazu: „Mein oberster Grundsatz bei meiner theoretischen und praktischen Beschäftigung mit psychiatrisch-forensischen Fragen war: Gebet dem Arzte, was des Arztes ist, aber dem Richter, was des Richters ist. In der Durchführung dieses Grundsatzes habe ich allerdings manchmal mehr Beifall bei den Juristen als bei den Ärzten gefunden."

Bereits 1927, im Alter von 70 Jahren, hatte Wagner-Jauregg für die Malariatherapie der Paralyse den Nobelpreis erhalten. In dem Almanach, der alljährlich zum Ball der Schriftsteller- und Journalistenvereinigung Concordia herauskam, würdigte Julius Bauer das Ereignis mit dem Verslein:

„Der Paralyse Heilbarkeit
Ihm wunderbar geglückt ist,
Wohl uns, da doch in dieser Zeit
Die ganze Welt verrückt ist!"

Wagner-Jauregg hat in seinen Lebenserinnerungen sehr anschaulich beschrieben, weshalb er den Preis zunächst einmal nicht erhielt: „Den Nobelpreis für Medizin verleiht das Karolinische Institut der Universität Stockholm, welches unserem medizinischen Professorenkollegium entspricht. Über meinen Vorschlag mußte natürlich der Professor der Psychiatrie, Gadelius, referieren, der sagte, er könne sich nicht entschließen, einem Arzt, der einem Paralytiker noch Malaria einimpfe, den Nobelpreis zu verleihen, denn er sei in seinen Augen ein Verbrecher. So mußte ich also warten, bis dieser alte Herr pensioniert wurde. Ich habe ihn übrigens, als ich im Dezember 1927 den Nobelpreis in Stockholm bekam, kennengelernt und wir haben uns ganz freundschaftlich unterhalten. Über die Malariatherapie haben wir allerdings nicht gesprochen . . ."

Ebenso anschaulich hat Wagner-Jauregg geschildert, wie ihn die Nachricht von der Preisverleihung erreichte: „Um ein Uhr wurde ich aus dem Schlaf durch den telefonischen Anruf eines Berliner Korrespondenten geweckt. Er teilte mir mit, man habe mir soeben in Stockholm den Nobelpreis verliehen. Nun war es allerdings mit dem Schlafen nichts mehr. Ich tat das, was ich bei nächtlichen Schlafpausen schon längere Zeit zu tun pflegte: ich stand auf und spielte Schach mit mir selbst; ich spielte irgendeine Meisterpartie aus irgendeinem Turnier mit dem Steckschach nach."

Welcher Bekanntheit sich Wagner-Jauregg als Psychiater erfreute, beweist eine Begebenheit vom 11. Februar 1938. An diesem Tage begab sich der österreichische Bundeskanzler Dr. Kurt von Schuschnigg zu Adolf Hitler auf den Obersalzberg. Genau einen Monat darauf verlor Österreich seine Selbständigkeit, deutsche Truppen marschierten ein, der sogenannte „Anschluß" wurde vollzogen. Als Schuschnigg am Abend des 11. Februar im Wiener Westbahnhof den Zug bestieg, sagte er zu seinem Begleiter, dem österreichischen Außenminister Dr. Guido Schmidt: „Weißt du, eigentlich wäre es gescheiter, wenn statt mir der Wagner-Jauregg fahren würde."

Unter den Gratulanten zum Nobelpreis befanden sich auch einige Schüler Sigmund Freuds, denen Wagner-Jauregg mit den Worten dankte: „Ich hoffe, daß auch der eine oder andere von Ihnen den Nobelpreis erhalten wird – für Literatur natürlich!"

Auch bei anderen Gelegenheiten machte Wagner-Jauregg kein Hehl daraus, daß er von Sigmund Freuds Theorien wenig hielt. So definierte er: „Die Psychoanalyse ist eine Methode, bei der ein Arzt von einem Patienten ein paar Jahre leben kann."

Derartige Definitionen bestätigten lediglich, wie recht der große Spötter *Anton Kuh* gehabt hatte, als er sagte: „Die Psychoanalyse ist eine revolutionäre Denkmethode, doch dem Wiener dient sie als medizinisches Gesellschaftsspiel."

Manes Sperber hat in seinem Buch über Alfred Adler das Problem der Verdrängung und darüber hinaus das Wesen der Psychoanalyse und der Individualpsychologie am Beispiel einer Anekdote von Scholem Alechem zu schildern versucht: „Ein Mann kam in die Stadt zu seinem Neffen, der nicht ohne Entsetzen feststellen mußte, daß die Socken des Onkels sich in unangenehmster Weise ruchbar machten. Er kaufte ihm ein Paar neue Socken, damit der Dörfler sie unbedingt vor dem geplanten Theaterbesuch anziehen sollte. Aber noch bevor die Aufführung begann, vertrieb der Geruch die Sitznachbarn. Den bestürzten Neffen beruhigte der Onkel: ‚Du kannst mit mir zufrieden sein, ich habe die neuen Socken angezogen. Da ich aber weiß, daß du skeptisch bist, habe ich die alten gleich mitgebracht. Beweis: hier sind sie!'" Manes Sperber fügt hinzu: „Jene, die unseren Blick für die Welt und uns selbst geschärft haben, Freud und Adler und so manche andere, haben damit weder uns noch sich selbst von der drückenden Last der Vergangenheit befreit. Das Neue hat das Alte nicht beseitigt und nicht ersetzt, sondern sich ihm zumeist nur hinzugefügt, wenn nicht gar eingefügt."

Als in den zwanziger Jahren im Zirkus Renz in Wien ein Elefantendompteur gastierte, erzählte man folgende Geschichte: Ein Elefant stört die Nachtruhe durch ständiges Trompeten und Stampfen. „Was soll ich machen", sagt der verzweifelte Dompteur, „der Jumbo hat eben schlechte Träume." „Gegen schlechte Träume gibt es nur ein Mittel", rät man ihm, „Sie müssen den Jumbo zu Professor *Freud* bringen!" Der Dompteur befolgt den Rat und erzählte am Abend im Zirkus: „Geholfen hat es, aber furchtbar teuer war es: 250 Schilling!" „Ja, wieso denn soviel?" wird er gefragt. „No ja", antwortet er, „50 Schilling für die Ordination und 200 Schilling für eine neue Couch!"

Freud und seine Jünger nahmen derartige Witze gelassen hin und waren durchaus bereit, ihrerseits über die Psychoanalyse zu scherzen. So stellte *Theodor Reik,* einer der Lieblingsschüler Freuds und erster Laienanalytiker, gerne die Frage: „Was ist der Alptraum eines Psychoanalytikers? – Er träumt, daß er einem Patienten zuhört, und als er aufwacht, stellt er fest, daß er tatsächlich einem Patienten zuhört."

Wenn der Berliner Psychoanalytiker Professor *Heye* über den Ödipus-Komplex sprach, erzählte er immer folgende Geschichte: Eine Mutter schickt ihren Sohn zum Psychoanalytiker. Er kommt zurück und sagt verzweifelt: „Mama, stell dir vor, der Doktor hat gesagt, ich hab' einen Ödipus-Komplex." „Ödipus, Schnödipus", beruhigt ihn die Mutter und gibt ihm einen herzhaften Kuß. „Die Hauptsache ist, du hast deine Mama lieb!"

Alfred Adler, der Schöpfer der Individualpsychologie, hatte sich frühzeitig von Sigmund Freud getrennt, hielt aber die Verbindung mit einigen seiner ehemaligen Kollegen aufrecht. Einer von ihnen kam zu ihm und erzählte, daß er einen jungen Amerikaner behandle, der inzestuös fixiert sei und unbedingt mit seiner Mutter schlafen wolle. „Was soll ich tun?" fragte der Psychoanalytiker verzweifelt. „No, sagen S' Ihrem Patienten, wenn er wirklich möcht, dann soll er's halt tun", meinte Adler. „Um Gottes willen", erwiderte der Psychoanalytiker, „und was geschieht, wenn er es wirklich tut?" „Aber gehn S'", beruhigte ihn Adler nach einem langen Zug aus seiner Virginia, „verrückt is ja nur er und net die Mutter!"

Im Verlauf eines Vortrags in Boston kam Adler auf die von ihm entwickelte Theorie des Minderwertigkeitskomplexes zu sprechen und wies darauf hin, daß sich viele Menschen mit körperlichen Defekten zum Zwecke der Überkompensation auf Tätigkeiten spezialisieren, bei denen ihre minderwertigen Organe stark beansprucht werden: Kurzatmige trainieren Langstreckenlauf, Menschen, die schlecht sehen, möchten gerne malen, etcetera etcetera ... Als Adler noch mitten im Aufzählen von weiteren Beispielen war, wurde er durch einen Zwischenruf aus dem Hintergrund unterbrochen: „Beweist diese Theorie nicht, daß Schwachsinnige besonders dazu neigen, Psychiater zu werden?“

Der Vater der Psychoanalyse hat seinem Jünger den Abfall nie verziehen. Als Alfred Adler im Jahre 1937 fern seiner Heimat verschied, schrieb Sigmund *Freud* an Arnold Zweig: „Für einen Judenbub aus einer Wiener Vorstadt ist ein Tod in Aberdeen schon an sich eine unerhörte Karriere und ein Beweis dafür, wie weit er es gebracht hat. Tatsächlich hat ihn die Welt reichlich dafür belohnt, daß er sich der Psychoanalyse entgegengestellt hat.“

Der Wiener Psychoanalytiker Dr. *Rudolf Urbantschitsch* hatte den Satz geprägt: „Die Neurose ist das Wappen der Kultur.“ *Karl Kraus* bemerkte dazu hämisch in der „Fackel“: „Sehr schön, aber es laufen derzeit schon weit mehr Heraldiker als Adelige herum.“

Franz Mittler, der Karl Kraus bei seinen Vorträgen am Klavier begleitete, war nebenbei ein begabter Schöpfer von Schüttelreimen, von denen sich einige mit dem medizinischen Metier befaßten. Einen vierfach geschüttelten Vers verfaßte Mittler unter dem Titel „Der Patient“:

Hinweg möcht' ich die Ärzte lieber fegen,
Die von Genesung mir seit Feber lügen!
Dann wird sich meiner Galle Fieber legen
Und auch die widerspenst'ge Leber fügen.

Zum Thema „Wurzelbehandlung“ schüttelte Mittler:

Ich sehe schon mit Zittern bange
Den Zahnarzt mit der bittern Zange.

Unter dem Titel „Beide Kinder sind verkühlt“ reimte er:

Der Doktor schrieb es schwarz auf weiß:
Nehmt's Aspirin und wart's auf Schweiß!

In Berlin wurde bald nach der Machtergreifung im Jahre 1933 Joseph Goebbels, Reichsminister für Volksaufklärung und Propaganda, in die Charité eingeliefert, um von *Ferdinand Sauerbruch* wegen einer Blinddarmentzündung operiert zu werden. Goebbels war kaum im Hause, als Sauerbruch zwei Telegramme ohne Absender erhielt. Das erste lautete: „Ferdinand, du weißt, was wir von dir erwarten.“ Das zweite kam mit vier Worten aus: „Ferdinand, tu deine Pflicht.“

Der Internist *Gustav von Bergmann* reiste an der Spitze einer deutschen Ärztedelegation zu einem Kongreß nach Griechenland. Vor der Abreise hatten ihm die Herren vom Reichsgesundheitsministerium unmißverständlich nahegelegt, daß man von ihm als Delegationsführer erwarte, er werde vor versammeltem Kongreß mindestens einmal den deutschen Gruß demonstrieren. Bergmann zog sich elegant aus der

Affäre. Die Schlußsitzung fand im Amphitheater von Epidauros statt, Bergmann streckte seine Hand der untergehenden Sonne entgegen und schloß seine Rede mit den Worten: „Und die Sonne Homers, siehe, sie leuchtet auch uns!“

Gottfried Benn, der dem Dritten Reich zunächst durchaus verständnisvoll gegenübergestanden war, zog sich bald in die innere Emigration zurück. Er gab seine Praxis in Berlin auf und wurde im Jahre 1935 Militärarzt bei der Heeressanitätsinspektion in Hannover. Von dort schrieb er an Ellinor Büller-Klinkowström: „Ich kann nicht mehr mit. Gewisse Dinge haben mir den letzten Stoß gegeben. Schauerliche Tragödie! Das Ganze kommt mir allmählich vor wie eine Schmiere, die fortwährend ‚Faust‘ ankündigt, aber die Besetzung langt nur für ‚Husarenfieber‘.“

In allergrößte Schwierigkeiten geriet Benn, als das „Schwarze Korps“, das Organ der SS, seine Gedichte, die einst als Meisterwerke expressionistischer Lyrik gewürdigt worden waren, zu „artfremden pornographischen Ferkeleien“ stempelte. In einem Brief an den Journalisten Frank Maraun, der in einem Artikel für ihn eingetreten war, schilderte Benn seine Lage mit folgendem Vergleich: „Ich dachte neulich, was geschähe, wenn heute die Penthesilea erschiene. Eine Frau, die einen Mann liebt, Achill, ihn tötet und mit den Zähnen zerreißt! Zerfleischt! Sind wir denn Hunde, nein, wir sind Germanen! Perverser Adeliger wagt seine vertierte Brunst Germanenfrauen vorzusetzen! Degenerierte Offiziers- und Junkerkaste besudelt mit schmutzigsten Orgasmen keusches deutsches Heldenweib! U. s. w. Kurz: Kleist lebte nicht lange.“

Weil Deutschen im Dritten Reich die Annahme des Nobelpreises verboten war, wurde als Ersatz der sogenannte Nationalpreis gestiftet. Im Jahre 1937 erhielten ihn *August Bier* und *Ferdinand Sauerbruch*. Der Nominierung waren zwei Telefongespräche vorausgegangen. Goebbels hatte Sauerbruch angerufen und ihn gefragt, welchem Mediziner der Preis verliehen werden solle. Sauerbruch hatte geantwortet: „Da kommt nur einer in Frage, und das ist August Bier." Dann hatte Goebbels Bier angerufen und ihm die gleiche Frage gestellt. Ohne zu zögern hatte Bier geantwortet: „Da kommt nur einer in Frage, und das ist Ferdinand Sauerbruch."

Nach dem „Anschluß" im März 1938 wurde Professor *Heinrich Neumann* in Wien von der Gestapo verhaftet. Als man ihn schließlich wieder frei ließ, wurde er gefragt, ob er Klagen über die Behandlung habe. „Herr Offizier", antwortete Herschel Neumann, „es war so schön hier, daß ich mir noch sehr überlege, ob ich überhaupt weggehe."

Sigmund Freud ging nach England in die Emigration. Vor der Ausreise mußte er die übliche Erklärung abgeben, daß er gut behandelt worden sei. Mit überlegener Ironie schrieb Freud auf das ihm vorgelegte Blatt Papier: „Ich kann die Gestapo jedermann bestens empfehlen!"

Trotz seines hohen Alters fand sich Freud in London überraschend schnell zurecht. Er erfreute sich an seinem kleinen Haus und dessen Garten und sagte eines Tages zu seinem Schüler und Biographen Ernest Jones: „Mir geht es in der Emigration so gut, daß ich fast versucht bin, ‚Heil Hitler!' zu rufen!"

Freud litt zu dieser Zeit bereits an einem Krebs der Mundhöhle. Er mußte eine Gaumenprothese tragen, die ihn vor allem dann behinderte, wenn er sich einer fremden Sprache bediente. Als ihn die Sängerin Yvette Guilbert besuchte, sagte er zu ihr: „Entschuldigen Sie, bitte, aber meine Prothese spricht nicht Französisch."

Einer der letzten Besucher, den Sigmund Freud empfing, war der österreichische Bankier Felix Somary, der den schwerkranken Mann aufmuntern wollte. „Mein lieber Freund", erwiderte ihm Freud gelassen, „man soll nicht versuchen, seine Organe überleben zu wollen."

Viele Psychoanalytiker emigrierten in die Vereinigten Staaten. Kamen sie nach New York, wurden sie von *Theodor Reik,* der dort praktizierte, belehrt: „Verlieren Sie nur ja nicht Ihren Wiener Akzent. Alle meine Schüler sagen mir: Je dicker der Wiener Akzent, desto höher ist das Honorar, das wir verlangen können ..."

Der Zweite Weltkrieg brach aus. Unter den vielen Politikern, die nun Soldaten wurden, befand sich auch der englische Abgeordnete Major *Arthur Douglas-Home,* der später Premierminister wurde. Er mußte aber schon nach wenigen Monaten den Dienst quittieren, weil er an Rückenmarkstuberkulose erkrankte. Der Kunst der Ärzte gelang es, ihn zu retten, doch er war zwei Jahre lang mit einem Gipskorsett ans Bett gefesselt. Nach seiner Wiederherstellung spöttelte er: „Ich bin der einzige Fall, in dem es gelungen ist, einem Politiker Rückgrat einzuziehen."

Nachdem Amerika im Jahre 1941 in den Krieg eingetreten war, schrieb Präsident *Roosevelt*, der zeit seines Lebens an chronischen Erkältungen litt, an seinen Freund, den Bankier Fred Kent: „Die Japaner hätten nie die Vereinigten Staaten angegriffen, wenn es nicht die Erkältung gäbe. Wenn wir seit dem Beginn des Verteidigungsprogrammes nicht einen Ausfall von sechzig Millionen Arbeitstagen durch die Geißel Satans, genannt Erkältung, gehabt hätten, so hätten wir zweifellos über genügend Flugzeuge und Kanonen und Panzer verfügt, ganz Europa, Afrika und Asien zu überrennen."

Mitten im Krieg, am 21. April 1944, beging *Adolf Lorenz* seinen 90. Geburtstag und wurde in einer Feierstunde der Gesellschaft der Ärzte in Wien geehrt. Sein Sohn Konrad konnte nicht teilnehmen, weil er im letzten Augenblick Soldat geworden war. Er schickte statt dessen ein Telegramm: „Bin als Erbbiologe stolz, einen solchen Vater zu haben!"

Peter Bamm machte den Rußlandfeldzug als Chirurg in einer Infanteriedivision mit. Auf der Krim war er sehr stolz, als es ihm gelang, größere Mengen Kaviar als Zusatzverpflegung für sein Feldlazarett zu organisieren. Auch die Verwundeten waren begeistert, nur ein bayerischer Obergefreiter murrte: „Typisch, de Preißn! Bei dena schmeckt die Brombeermarmelad' nach Fisch!"

Als sich der russische Kessel auf der Krim schloß, hatte ein junger Sanitätsfähnrich der Division Peter Bamms das Glück, zu einem Kursus in die Heimat kommandiert zu werden. Bevor er ausgeflogen wurde, zitierte ihm der Kriegsgerichtsrat der Division, ein alter Humanist, zum Abschied auf Griechisch die Inschrift für die Lacedämonier auf dem Gedenkstein bei den Termopylen: „Wanderer, kommst du nach Sparta, berichte, du habest uns liegen gesehen, wie das Gesetz es befahl.“ Der Fähnrich blickte verständnislos drein, worauf er das Zitat auf Lateinisch wiederholt bekam. Als er daraufhin noch immer verständnislos dreinblickte, wandte sich der Kriegsgerichtsrat zu Peter Bamm und sagte: „Wenn er das auch nicht versteht, warum wird er dann eigentlich ausgeflogen?“

Und dann ging der Krieg zu Ende. Peter Bamm leitete mit einigen Militärärzten ein improvisiertes Feldlazarett im belagerten Königsberg. In einer Feuerpause wagten sie sich aus dem Keller ins Freie. Da standen sie inmitten der Trümmer, unter ihnen der Psychiater Dr. Regau im weißen Mantel, den Perkussionshammer des Neurologen in der Hand. „Na, Herr Stabsarzt“, rief ihm ein vorbeieilender Sanitätssoldat aufmunternd zu, „woll'n Se den Rest versteigern?“

KAPITEL IV

Des Menschen Pille ist sein Himmelreich

oder

MACHT UND OHNMACHT DER MODERNEN MEDIZIN

„Die Erforschung der Krankheiten hat so große Fortschritte gemacht, daß es immer schwerer wird, einen Menschen zu finden, der völlig gesund ist.“ Aldous Huxley, 1947

Alexander Fleming erhielt im Jahre 1945 gemeinsam mit zwei Mitarbeitern den Nobelpreis für die Entdeckung des Penicillins. Als der Forscher zur Preisverleihung im winterlichen Stockholm eintraf, litt er an einer schweren Erkältung; die Augen tränten und die Nase tropfte. Worauf eines der Mitglieder des Empfangskomitees teilnehmend bemerkte: „Gegen Schnupfen hilft es also nicht . . .!"

Tatsächlich vermochte auch das Penicillin nichts an der Erkenntnis zu ändern, die ein Mediziner einmal so formuliert hat: „Ohne Behandlung dauert die Heilung des Schnupfens sieben Tage, mit Behandlung dauert sie eine Woche."

Sir Alexander Fleming, von Freunden kurz Flem genannt, war Schotte und ein Mann von legendärer Wortkargheit. Aus seiner Assistentenzeit bei Sir Almos Wright im Laboratorium des St. Mary Krankenhauses in London berichtete ein Kollege: „Wir begannen den Arbeitstag mit einer Diskussion über ein Experiment, das wir durchführen wollten. Jeder trug seine Ansicht vor, und als die Reihe an Flem kam, sagte er: ‚Versuchen.' Dann begann er zu arbeiten, bis er um punkt fünf Uhr nachmittag auf die Uhr blickte und sagte: ‚Tee.' Er war den ganzen Tag über mit diesen beiden Worten ausgekommen."

In England hatte die Labour Party nach ihrem Wahlsieg im Sommer 1945 den staatlichen Gesundheitsdienst eingeführt, der eine umfassende medizinische Versorgung der Bevölkerung vorsah. Dabei gab es viele Schwierigkeiten. So beklagte sich in der Fragestunde des Unterhauses ein konservativer Abgeordneter beim sozialistischen Gesundheitsminister, daß die Schwerhörigen seines Wahlkreises noch immer nicht ihre Hörgeräte vom staatlichen Gesundheitsdienst erhalten hätten. Der Minister antwortete, daß dafür nicht unmittelbar der Gesundheitsdienst verantwortlich zu machen sei, sondern die Erzeugerfirmen, die mit der Lieferung nicht nachkämen. Als darauf der Fragesteller erwiderte, die gleiche Antwort habe er bereits einige Monate zuvor erhalten, erhob sich der Minister neuerlich und sagte gelassen: „Ist der ehrenwerte Abgeordnete wirklich der Ansicht, daß sich seine Chancen, wiedergewählt zu werden, wesentlich erhöhen, wenn ihn auch die Tauben hören können?“

Der Wiederaufbau des Gesundheitswesens im kriegszerstörten Europa war mühsam. Überall fehlte es am Nötigsten. So mußte der Chef einer deutschen Universitätsklinik feststellen, daß die Vorräte an kostbarem hochprozentigen Alkohol immer wieder geplündert wurden; vermutlich von Studenten, die Liköre fabrizierten. Als einmal eine neue Ladung Alkohol eintraf, ließ der Klinikchef an dem Schrank eine Tafel anbringen: „Vorsicht, Methylalkohol! Genuß führt zur Erblindung!“ Am nächsten Tag waren die Vorräte neuerlich geplündert, doch auf der Tafel prangte die Inschrift: „Ein Auge riskieren wir!“

Die Hochschulen vermochten die vielen Kriegsheimkehrer kaum zu fassen. Im Präparierkurs der Heidelberger Anatomie standen für 1056 Anwärter nur drei Leichen zur Verfügung. Die Professoren wußten sich nicht anders zu helfen, als die Anwärter unter Aufsicht eines Notars aus einer Trommel 1056 Lose ziehen zu lassen, von denen 300 Treffer waren. Die Studenten wehrten sich gegen diese seltsame Lotterie mit Witz. Über dem Tor der Heidelberger Anatomie steht die Inschrift: „Hic gaudet mors succurrere vitae" – Hier freut sich der Tod, dem Leben zu helfen. Nächtlicherweile wurde das „m" mit einem „l" überklebt, so daß die Inschrift lautete: „Hic gaudet lors succurrere vitae" – Hier freut sich das Los, dem Leben zu helfen . . .

Nicht nur der Krieg, sondern auch die Politik hatte viel verändert und verhindert. Als man den Wiener Psychiater *Erwin Stransky* einmal fragte, warum er eigentlich nie ein Ordinariat erhalten hätte, antwortete er: „Bis zu meinem vierzigsten Lebensjahr war ich zu jung, nach meinem fünfzigsten Lebensjahr zu alt und zwischendurch war ich Jude . . ."

Einige Zeit nach dem Zweiten Weltkrieg, nachdem viele Ärzte wegen ihrer Zugehörigkeit zur NSDAP vorübergehend mit Berufsverbot belegt worden waren, variierte ein Fachkollege Stranskys diese Antwort: „Zuerst war ich zu jung, dann zu alt und zwischendurch war ich ein Nazi . . ."

Die Politik ließ die Ärzte aber nicht los. Als im Jahre 1951 in Österreich die ersten Präsidentschaftswahlen stattfanden, stellte der sogenannte VdU, aus dem später die Freiheitliche Partei Österreichs hervorging, Professor Dr. *Burghard Breitner* als Kandidaten auf. Politische Gegner bespöttelten die aussichtslose Kandidatur des angesehenen Innsbrucker Chirurgen mit der Kurzformel: „B B B B B." Im Klartext: „Burghard Breitner, bleib beim Blinddarm!"

Trotz Breitners Mißerfolg stellten die Österreichische Volkspartei und die Freiheitliche Partei Österreichs bei den nächsten Präsidentenwahlen im Jahre 1957 als gemeinsamen Kandidaten neuerlich einen Chirurgen auf. Diesmal war es der Wiener Universitätsprofessor Dr. *Wolfgang Denk*, dem aber ebenfalls der Erfolg versagt blieb. Lakonischer Kommentar der politischen Gegner: „Die Kandidatur war ein Denkfehler."

Einen erfolgreicheren Ausflug in die Politik unternahm *Leopold Schönbauer*, der wie Denk ein Schüler Eiselsbergs war: Er saß für eine Legislaturperiode als Abgeordneter im österreichischen Parlament. Schönbauer war eine vielseitige Persönlichkeit: angesehener Chirurg, Chef und „Retter" des Wiener Allgemeinen Krankenhauses in den Kriegswirren des Frühjahrs 1945 sowie Medizinhistoriker aus Passion und als solcher Verfasser des Buches „Das medizinische Wien". Eine Geschichte, die sich in diesem Werk nicht findet: Schönbauer pflegte seinen Schülern den Rat ans Herz zu legen, den er seinerseits von einem Fachkollegen erhalten hatte: „Wenn einem ein Patient g'storben is, muß ma viel verlangen. Erstens, weil er ja net wiederkommt, und zweitens, weil die Hinterbliebenen sonst glauben, ma hat was falsch gmacht."

Der aus der Emigration heimgekehrte Wiener Psychiater *Hans Hoff* erzielte bei einer seiner ersten Pressekonferenzen einen beachtlichen, durchaus beabsichtigten Lacherfolg, als er, um Verständnis für seine Patienten werbend, den anwesenden Journalisten erklärte: „Es ist falsch zu glauben, daß Geisteskranke irgendwie besonders aussehen. Offengestanden, die sehen genauso aus wie Sie, meine Herren!"

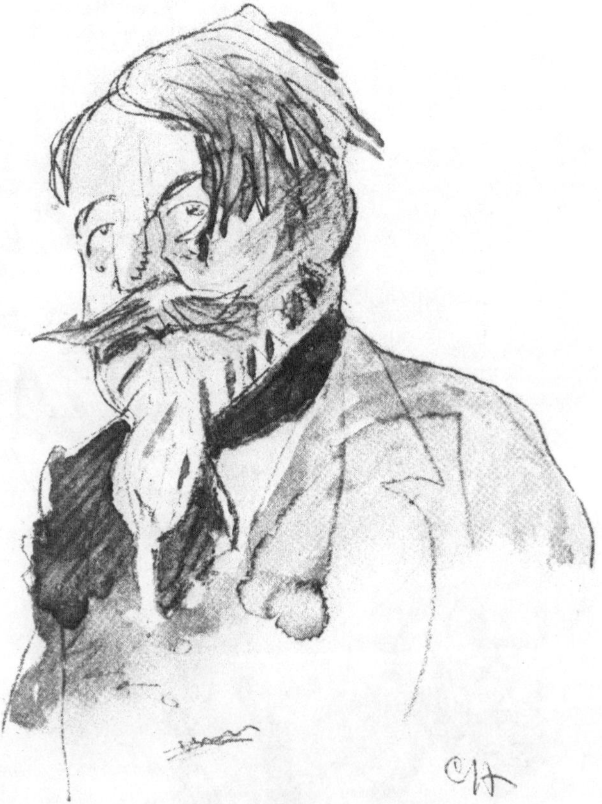

16 *Arthur Schnitzler*

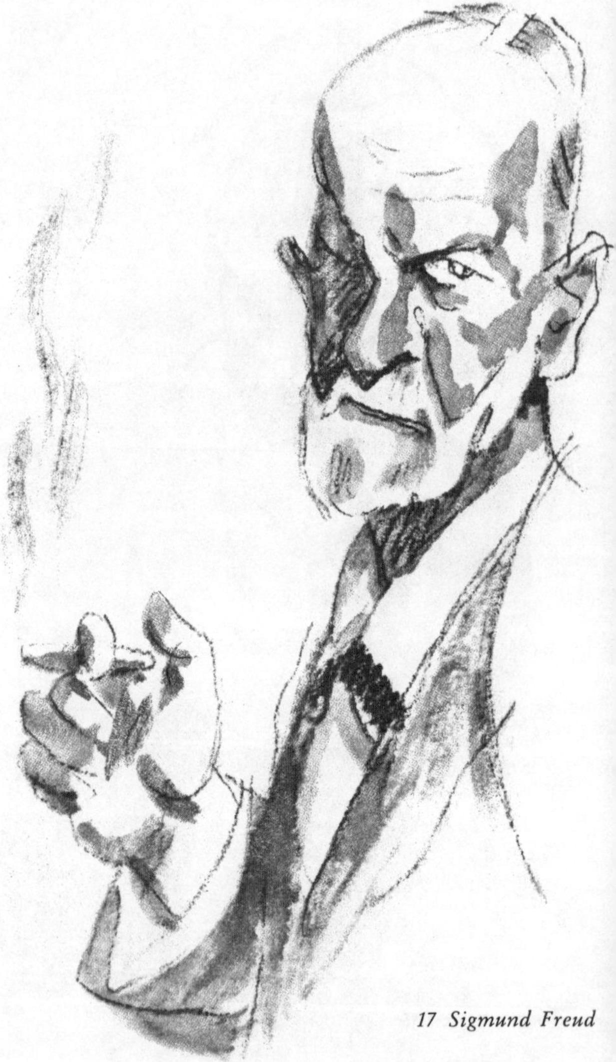

17 Sigmund Freud

Hoff war ein prägnanter Formulierer, der einmal das Problem der Trinker mit der Definition charakterisierte: „Ein Alkoholiker ist ein Mensch, der ein Glas weder voll noch leer vor sich stehen haben kann.“

Im Kreise seiner Assistenten versuchte Hoff einmal eine Patientin in Hypnose zu versetzen. „Sie schlafen ein“, suggerierte er ihr, „Sie schlafen, Sie schlafen . . .“ „Herr Professor“, unterbrach die Frau schließlich seine Bemühungen, „ich schlafert ja schon lang, wenn S' net die ganze Zeit reden täten . . .“

Auch der Schauspieler und Regisseur *Fritz Kortner* war aus der Emigration heimgekehrt und inszenierte am Wiener Burgtheater „John Gabriel Borkman“, wobei er plötzlich von einem Ischiasanfall heimgesucht wurde. Der rasch herbeigeeilte Theaterarzt kam auf die Bühne, nahm neben Kortner Platz und sagte: „Also, wo fehlt's denn? Aha, wahrscheinlich Ischias. Na, das wer'n ma gleich haben. Da geb'n ma a klans Spritzerl, und dann ist alles wieder in Ordnung.“ Diese freundlichen Ratschläge begleitete er, indem er seinem Patienten ständig begütigend auf den Oberschenkel klopfte. Kaum war der Arzt gegangen, herrschte Kortner seinen Regieassistenten an: „Das ist ja entsetzlich! Ich verlange nach einem Arzt und man schickt mir einen Schuhplattler!“

Der Wiener Chirurg Professor *Finsterer,* selbst schon ein betagter Herr, wurde bei einer Visite in den frühen Morgenstunden von einem älteren Patienten mit einer wortreichen Aufzählung seiner vielen Beschwerden überfallen. Finsterer hörte ihn geduldig an und tröstete ihn schließlich mit den Worten: „Wissen S', mein Lieber, wenn man über fünfzig is und man wacht in der Früh auf und es tut einem nix weh, is man wahrscheinlich tot."

Professor *Hermann Chiari* in Wien war als strenger, unnahbarer Examinator bekannt. Einmal richtete er bei einer Prüfung einer Studentin im Mikroskop ein Präparat zurecht, über das sie sich äußern sollte. Die junge, üppig gebaute Dame beugte sich in ihrem Eifer, das Präparat zu sehen, so nah und eng über den noch am Mikroskop sitzenden Professor, daß sich Chiari schließlich umwandte, räusperte und meinte: „Vielleicht sagen Sie gleich Hermann zu mir!"

Der Wiener Pharmakologe Professor *Brücke,* der Sohn des bekannten Physiologen, war ein sehr trokkener Vortragender. Dazu kam, daß seine Vorlesungen in den frühen Nachmittagsstunden stattfanden, zu einer Zeit, in der die Hörer unter der üblichen Müdigkeit nach dem Mittagessen litten. Als Brücke wieder einmal vor seinen dahindösenden Studenten dozierte, entfuhr ihm etwas, was in der Fachsprache als flatus bezeichnet wird. Das weithin vernehmbare Geräusch schreckte die Studenten auf, einige lachten unverhohlen, und als wieder Ruhe eingekehrt war, fuhr Brücke ungerührt fort: „Meine Herren, was ich soeben in Ihren Augen an Achtung verloren habe, habe ich an Wohlbefinden gewonnen."

Brücke stellte einer Studentin die Prüfungsfrage: „Woraus wird denn das Jod gewonnen." Die richtige Antwort wäre gewesen, aus Seetang, doch nach einigem Zögern sagte die junge Dame: „Aus der Rinde des Jodbaumes." Brücke zögerte ebenfalls kurz und meinte dazu: „Kollegin, kommen S' wieder, wenn der Jodbaum blüht!"

Der Wiener Urologe Professor *Horst Haschek,* der damals noch in der Kaiserstraße wohnte, wurde 1972 zum Präsidenten der Gesellschaft der Musikfreunde in Wien gewählt. Im Direktionszimmer der Gesellschaft der Musikfreunde, unter den Porträts seiner Vorgänger, die fast durchwegs Angehörige des Kaiserhauses oder des Hochadels waren, nahm er die Glückwünsche zu seiner Wahl entgegen und hörte, wie einer der Gratulanten zu seinem Nachbarn sagte: „Das ist der Weg der Zeit – vom Kaiserhaus zur Kaiserstraße!"

Haschеks chirurgischer Lehrer war Professor *Oppolzer,* der langjährige Vorstand der Chirurgischen Abteilung der Poliklinik, an der Haschek ein Jahr lang als „gehaltloser" Gastarzt arbeitete. Hascheks Frau war zur Aufbesserung des knappen Einkommens während dieser Zeit in einem eleganten Wiener Stadtgeschäft im Verkauf tätig. Dort erschien eines Tages Professor Oppolzer, um ein Porzellanservice zu kaufen. Frau Haschek sprach ihn sofort mit Namen und Titel an und bediente ihn mit besonderer Höflichkeit und Aufmerksamkeit, so daß Oppolzer sichtlich geschmeichelt fragte, woher sie ihn denn kenne. Auf ihre strahlend vorgebrachte Antwort: „Durch meinen Mann, Doktor Haschek", brummelte Oppolzer, allerdings nur zerstreut: „Aha, aha, den hab' ich wohl operiert!"

Der Wiener Lungenfacharzt Primarius *Hellmuth Harazim* erzählt von seiner Ausbildungszeit an der gynäkologischen Abteilung folgende Geschichte: Eines Tages erhielt eine junge Mutter vom Land den Besuch eines Mannes, der ihr Blumen brachte und mit dem sie angeregt plauderte, wobei aber beide das förmliche „Sie" verwendeten. Nachher fragte Harazim: „Das kann doch nicht der Vater Ihres Kindes gewesen sein?" „O ja, das war er schon", antwortete die junge Mutter. Nächste Frage: „Und wieso sagen Sie dann nicht du zu ihm?" Antwort: „Ja, wissen S', Herr Doktor, so intim san ma no net!"

In der Bundesrepublik Deutschland war *Konrad Adenauer* 1949 im Alter von 73 Jahren Bundeskanzler geworden. 1957, nach seiner zweiten Wiederwahl, glaubte der inzwischen 81jährige, seine Parlamentsfraktion hinsichtlich seines Gesundheitszustandes beruhigen zu müssen. „Meine Damen und Herren", erklärte er, „mein Arzt hier in Bonn, der Professor Martini, hat mir versichert, daß ich noch mindestens ein Jahr weitermachen kann." Nach einer kleinen Pause fügte Adenauer hinzu: „Das hat er mir allerdings bereits 1949 versichert ..."

Wenn der Bundeskanzler erkrankte, war es Aufgabe seines langjährigen Pressechefs Felix von Eckardt, die Journalisten mit beruhigenden Informationen zu versorgen. So lag Adenauer einmal mit einer schweren Bronchitis im Bett, doch Herr von Eckardt gab vor der Bundespressekonferenz die Erklärung ab: „Der Herr Bundeskanzler ist an einer leichten Mandelentzündung erkrankt." Adenauer, dem man die Mandeln im frühen Kindesalter entfernt hatte, las den Bericht über die Pressekonferenz, schüttelte den Kopf und meinte: „Also, als behandelnden Arzt möchte ich Herrn von Eckardt nicht haben!"

Adenauers österreichischer Amtskollege *Julius Raab* war ein eigenwilliger Patient. Er hatte 1957 einen Schlaganfall erlitten, und als er ein Jahr darauf an der Spitze einer österreichischen Regierungsdelegation nach Moskau reiste, begleitete ihn sein langjähriger

Hausarzt Dozent Dr. Nagl. Bei einem Empfang auf der Österreichischen Botschaft in Moskau griff Raab nach einem Wodkaglas, während sich der sowjetische Ministerpräsident Chruschtschow mit Fruchtsaft begnügte. Als Nagl den Kanzler ermahnte, diesem guten Beispiel zu folgen, sagte Raab nach einem langen Blick auf Chruschtschows Glas: „Herr Professor, des Safterl mecht i net amal in die Schuach haben . . .“

Raab war kein Intellektueller, aber er las viel und interessierte sich für Geschichte. Als in einer Regierungssitzung Sozialminister Proksch den Antrag auf Erhöhung der Krankenkassengebühren stellte, eröffnete der Bundeskanzler die Debatte darüber mit den Worten: „Herr Minister, Sie wissen ja, was der Bismarck gsagt hat, wie die Krankenkassen in Preußen eingführt worden sind! Ein Jahresbudget als Reserve und höchstens fünf Prozent Verwaltungskosten!“

Ein Freund und engerer Landsmann Julius Raabs war der niederösterreichische Landeshauptmann *Johannes Steinböck,* ein gestandener Bauer von beachtlicher Trinkfestigkeit. Als Steinböck wegen verschiedener Beschwerden die Wiener Privatklinik aufsuchen mußte, erschien an seinem Bett ein junger Assistenzarzt, der den prominenten Patienten nur vom Hörensagen kannte, um die Krankengeschichte aufzunehmen. „Haben Sie mäßig gelebt?“ war eine der Fragen, die er stellte. „Wie meinen S’?“ fragte Steinböck zurück. „Ich meine, ob Sie Alkohol zu sich nehmen“, erwiderte der junge Arzt. Steinböck sah ihn mit einem langen, prüfenden Blick an und meinte dann: „Dokterl, in der Lackn, die i trunken hab, könnten Sie schwimmen lernen.“

Spaniens Staatschef General Franco hatte einen Mediziner in der Familie. Seine Tochter hatte den Chirurgen *Don Cristobal Martinez*, Marquis von Villaverde, geheiratet. Der Marquis war ein tüchtiger Arzt, der sich aber über die Bedeutung seiner verwandtschaftlichen Beziehungen keinen Illusionen hingab. Selbstkritisch erklärte er einmal: „Wenn ich jemandem den Bauch aufschneide, weiß ich nie, ob ich nun einen wirklichen Kranken vor mir habe oder einen übereifrigen Franco-Anhänger ..."

Als General Franco an einem Prostataleiden erkrankte, ließ er sich aber nicht von seinem Schwiegersohn, sondern von dem bekannten Urologen Doktor *Puigvert* aus Barcelona operieren. Nach geglücktem Eingriff erklärte Franco: „Doktor Puigvert hat wahrscheinlich mein Leben um zwanzig Jahre verlängert." Als man diesen Ausspruch dem Arzt hinterbrachte, sagte Puigvert: „Ich hoffe, der General erzählt das nicht herum. Ich habe schon Feinde genug!"

Der amerikanische Präsident *Lyndon Johnson* mußte sich bald nach seinem Amtsantritt einer Gallenoperation unterziehen. Kaum konnte er das Bett verlassen, als er noch im Krankenhaus, umgeben von seinen Ärzten, eine Pressekonferenz abhielt. Um zu beweisen, wie gut die Heilung voranschritt, knöpfte Johnson seine Pyjamajacke auf und zeigte den Pressevertretern die Operationsnarbe. Worauf einer der anwesenden Journalisten bemerkte: „Wir können von Glück sagen, daß der Präsident nicht an Hämorrhoiden operiert worden ist!"

Rückhaltlose Information der Öffentlichkeit über den Gesundheitszustand führender Politiker ist in Amerika eine Selbstverständlichkeit. Als der bekannte

Senator *Theodor Green* nach einer Operation im Krankenhaus lag, unterbrach er sein Gespräch mit einem Freund, der zu Besuch gekommen war, stellte das Radio an und erklärte: „Ich muß jetzt die Nachrichten hören. Ich möchte wissen, wie es mir geht."

In der Wiesbadener „Medical Tribune" machte sich der Kommentator „Satirus" über die Exzesse des Informationsbedürfnisses mit folgender Glosse lustig: „Vor 25 Jahren hat der SPIEGEL, eine unerreichte Nachahmung der US-Zeitschrift ‚Time', damit begonnen, hinter jedem Namen die Altersangabe hinzuzusetzen. Die Zeitungen übernahmen diese Masche. In jeder Ausgabe wird mindestens einmal der Name Hans-Dietrich Genscher genannt, und niemals fehlt daher die Angabe 48. Man muß jeden Tag zur Kenntnis nehmen, daß Genscher 48 Jahre alt ist. Das ist auf die Dauer so langweilig, daß Satirus Vorschläge zur Verbesserung vorgelegt hat, wichtig vor allem für Ärzte. Das sieht dann so aus: Bundesaußenminister Hans-Dietrich Genscher (Übergewicht) empfing gestern den SPD-Chef Willy Brandt (Neigung zu Depressionen, Alkohol- und Nikotinmißbrauch) zu einem längeren Gespräch. Auch SPD-Fraktionschef Herbert Wehner (Neigung zu unberechenbaren Wutausbrüchen, Nikotinmißbrauch) war zugegen. Bundeskanzler Helmut Schmidt (Neigung zu Hyperthyreose, Nikotinmißbrauch) war durch einen Empfang beim Bundespräsidenten Walter Scheel (habituelle Nierensteinbildung, Nikotinmißbrauch) verhindert. Nach dem Gespräch sagte Genscher (noch immer Übergewicht) zu Bonner Journalisten: ‚Wie Sie wissen, meine Herren, werde ich bei meinem Besuch in Peking versuchen, den Eindruck, den Ihre Kollegen H. K. (Fettleber nach Alkoholmißbrauch, jetzt auf dem Wege der Besserung) und G. L. (hochgradige

Myopie, Alkoholintoleranz) auf Mao (allgemeine Arteriosklerose, Herzinsuffizienz, Parkinsonismus) gemacht haben, zu verwischen.'"

General *de Gaulle* erkrankte kurz vor einem Staatsbesuch in Mexiko an einem Prostataleiden. Da eine sofortige Operation nicht möglich war, wurde dem General ein Spezialkatheter eingesetzt. Der behandelnde Arzt, der wußte, wie sehr der Präsident alles, was aus den Vereinigten Staaten kam, ablehnte, fühlte sich verpflichtet, darauf hinzuweisen, daß der Katheter amerikanischer Herkunft sei, allerdings in Frankreich in Lizenz erzeugt werde. Darauf erklärte de Gaulle mit ernstem Gesicht: „Das ist gut, aber nicht gut genug! Wir brauchen eigene Modelle. Im übrigen darf auf keinen Fall bekanntwerden, daß ich einen amerikanischen Katheter trage. Sie werden das als Staatsgeheimnis behandeln, Herr Doktor!"

Der französische Arzt *Alain Bombard* segelte im Jahre 1952 in einem Schlauchboot ohne Nahrungsmittel und Trinkwasser von den Kanarischen Inseln bis zu den Kleinen Antillen. Die Fahrt über den Atlantik dauerte 65 Tage, Bombard verlor 40 Kilogramm an Gewicht, doch war es ihm gelungen, zu beweisen, daß Schiffbrüchige überleben können, wenn sie nur Meerwasser und rohe Fische zu sich nehmen. Bombard schrieb über seine Erfahrungen und ihre Nutzanwendung ein Buch, das in fünfzehn Sprachen übersetzt wurde, und übernahm die Leitung des Marineobservatoriums in Toulon. Dort erhielt er eines Tages den Besuch des Hochseeseglers *Henri Bourdens,* der nach dem Untergang seiner Jacht mit seiner Frau vor der australischen Küste fünf Wochen in einem Schlauchboot getrieben war, ehe er gerettet wurde. Bourdens schrieb in das Gästebuch des Observatoriums die eindrucksvolle Widmung: „Für Alain Bombard, dessen Experiment wir es verdanken, daß unser Floß zum Retter wurde statt zum Grab."

Um die medizinische Betreuung der Besatzung von Handelsschiffen, die keinen Arzt an Bord haben, zu gewährleisten, existiert ein weltweites Netz von Funkstationen, das von Ärzten besetzt ist. Die Schiffe haben standardisierte Apotheken an Bord, deren Medikamente nach einem internationalen System numeriert sind. Die ärztliche Funkstation auf Staten Island vor New York erhielt eines Tages den Notruf eines Schiffes mit der Angabe der Krankheitssymptome des Besatzungsmitgliedes, das Hilfe brauchte. Die Station funkte zurück: „Wir empfehlen Medikament Nr. 13." Halb im Scherz, halb im Ernst kam der Rückruf: „Nr. 13 ist ausgegangen. Können wir vielleicht Nr. 6 und Nr. 7 mischen?"

Ärzte haben einen bedeutenden Anteil an der Erschließung des Weltraums. So stieg *Dr. David Simons,* ein amerikanischer Militärarzt im Majorsrang, im Jahre 1957 in einem Freiballon auf die bisher nicht erreichte Höhe von 31.000 Metern. Dr. Simons unternahm den Aufstieg in einer Aluminiumkapsel von 2,10 m Höhe und nur 90 cm Durchmesser. In dieser winzigen Kabine befanden sich außer dem Arzt in seinem drucksicheren Raumanzug die Bedienungseinrichtungen für den Ballon, Heiz- und Kühlanlage, Lüftungsgeräte, ein Sauerstoffspender, Thermometer, Druckmesser, Kameras, das Okular eines Teleskops, ein Tonbandgerät und mehrere Kontroll- und Meßinstrumente. Zu allem Überfluß mußte Simons die ganze Zeit auf einen Zettel starren, den ihm der Konstrukteur der Gondel, der gebürtige Deutsche *Otto Winzen,* vor seine Nase auf die Kabinenwand geklebt hatte. Darauf stand zu lesen: „Tu, was dir Spaß macht, nur spring um Gottes willen nicht dauernd herum!“

Dem britischen Team, dem die Erstbesteigung des Mount Everest, des höchsten Berges der Erde, gelang, gehörte als ärztlicher Betreuer *Dr. Michael Ward* an, der die Gelegenheit zu verschiedenen Experimenten nützte. So hatte er das bekannte Aufputschmittel Benzedrin mitgenommen, um seine Wirkung in großen Höhen zu erproben. Ward verabreichte die Droge zunächst zwei berggewohnten Sherpas. Eine Befragung der beiden Versuchspersonen nach zwölf Stunden zeitigte ein unerwartetes Ergebnis. Der eine Sherpa meinte: „Großartig! Mein Husten ist plötzlich weg!“ Der andere sagte: „Ein ausgezeichnetes Mittel. Ich habe damit sehr gut geschlafen!“

Im Sudan unternahm ein britisches Ärzteteam den erfolgreichen Versuch, die alljährlich epidemisch auftretenden Hirnhaut- und Rückenmarksentzündungen der Eingeborenen durch den massiven Einsatz von Sulfonamiden zu bekämpfen. Das Ergebnis war spektakulär: Die Sterblichkeitsrate wurde von über achtzig auf weniger als zehn Prozent gesenkt. In dem Bericht, den das Team nachher in der Fachzeitschrift „The Lancet“ veröffentlichte, fand sich der schöne Satz: „Unser besonderer Dank gilt den Medizinmännern des Danakilstammes, die ihre sonst so einträgliche Praxis aufgaben, um sich uns freiwillig als Krankenträger zur Verfügung zu stellen.“

Einer der Pioniere der medizinischen Betreuung der Eingeborenen Afrikas war *Albert Schweitzer* mit seinem Urwaldhospital von Lambarene. Er blieb auch dann noch ein bescheidener Mann, als er längst

Weltberühmtheit erlangt hatte. Am Beginn der Regenzeit wollte er einmal Bauholz rechtzeitig unter das schützende Dach bringen und bat einen weißgekleideten Eingeborenen, der an der Seite eines Patienten durch die Anlagen des Spitals schritt, mit Hand anzulegen. Der Mann erwiderte würdevoll: „Ich bin ein Intellektueller und beschäftige mich nicht damit, Holz zu schleppen." „Da hast du aber Glück", sagte ihm Schweitzer. „Ich habe mein Leben lang versucht, ein Intellektueller zu werden, aber so ganz ist es mir nie geglückt."

In Lambarene fand eine Sitzung von Missionaren statt, bei der man sich mit der Frage beschäftigte, wie man die Eingeborenen von der Vielweiberei abbringen könne. „Wir sollten sie lehren, die Freuden des Himmels den Freuden auf Erden vorzuziehen", meinte einer der Anwesenden. „Lieber Herr Kollege", erwiderte Schweitzer, „wer kann denn sagen, daß es eine so große Freude ist, mehrere Frauen zu haben?"

Im Spital von Lambarene ließen die Patienten immer wieder die Nachttöpfe mitgehen, die sie daheim in ihren Dörfern als Kochgeschirr verwendeten. Schweitzer nahm die Diebstähle gelassen hin. Als man ihn auf einer seiner Europareisen nach dem Wesen seiner Tätigkeit in Afrika fragte, antwortete er: „Ich versorge Gabun mit Nachttöpfen."

Auch im Urwald wollte Schweitzer auf seine geliebte Musik nicht verzichten. Einmal wollte er einem Besucher auf dem Klavier aus Wagners „Meistersingern" vorspielen, doch es stellte sich heraus, daß die Noten verschwunden waren. „Das macht nichts", sagte Schweitzer. „Eines Tages wird der Dieb aus der Partitur singen und ich werde ihn erwischen!"

Albert Schweitzer kam wiederholt nach Europa, um Geld für sein Spital zu beschaffen. Als man ihn fragte, warum er für seine Fahrten durch den Kontinent stets die dritte Klasse der Eisenbahn benütze, antwortete er: „Weil es keine vierte Klasse gibt."

Bei einem seiner letzten Aufenthalte in Paris erhielt Schweitzer von einer Tageszeitung ein ansehnliches Honorar für Mitteilungen über sein Leben und seine Arbeiten. Dabei konnte er sich des Eindrucks nicht erwehren, daß sich das Blatt das Material für den Fall beschaffte, eines Tages einen Nachruf auf ihn verfassen zu müssen. Jedenfalls lud Schweitzer einige Freunde zu einem Abendessen in eines der besten Restaurants von Paris ein und sagte zum Abschluß des Mahles im gemütlichen Dialekt seiner elsässischen Heimat: „Hitte hawe mer min Nekrolog verfrässe!"

Der Filmschauspieler *Hardy Krüger* hatte sich in Tansania niedergelassen und dort eine große Farm erworben. Da der Gesundheitszustand der einheimischen Bevölkerung sehr schlecht war, machte er dem Ministerium für Entwicklungshilfe in Bonn folgenden Vorschlag: Er sei bereit, eine Medizinstation zu bauen, wenn Bonn die Ausrüstung, einen Arzt und eine Pflegerin zur Verfügung stelle. Das Projekt kam aber nicht zustande, und Krüger mußte weiterhin mit primitiven Mitteln den „Buschdoktor" spielen. So gab er eines Tages einem Eingeborenen, der über starke Kopfschmerzen klagte, ein schmerzstillendes Zäpfchen. Der Erfolg stellte sich rasch ein und der Eingeborene rief begeistert aus: „Die Deutschen sind wirklich große Ärzte! Hinten stecken sie dir etwas hinein und oben tut es dir nicht mehr weh!"

Der Wiederaufbau hatte Europa den Wohlstand und in seinem Gefolge die sogenannte „Freßwelle" mit allen Gefahren des Übergewichts gebracht. Immer mehr Ärzte erhoben warnend ihre Stimme. Primarius Dr. *Heinz Sterz* vom Kärntner Landeskrankenhaus in Klagenfurt kleidete diese Warnung bei einem Vortrag in die charmante Form eines Schüttelreims:

„Bei allzuvielen Lasterfreuden
Wird später man zum Fraß der Leiden."

Einer der bekanntesten Propagandisten einer gesunden Lebensweise war der amerikanische Ernährungsspezialist *Gaylord Hauser.* Als Hauser in den fünfziger Jahren Paris besuchte, speiste er mit *Sacha Guitry* im „Maxim", nahm allerdings nur eine eigens nach seinen Angaben bereitete Gemüseplatte zu sich. Angewidert blickte Sacha Guitry auf den Teller, den man dem amerikanischen Gast servierte, und fragte: „Monsieur Hauser, was sich da auf Ihrem Teller befindet – haben Sie das schon gegessen oder wollen Sie das erst essen?"

Eine andere drohende Gefahr war die Managerkrankheit, auch Streß genannt. Da ihre Ursachen sowohl physischer als auch psychischer Natur sind, konnte man in einer medizinischen Fachzeitschrift in Israel folgendes lesen: „Vor der Managerkrankheit am ehesten gefeit ist ein untergewichtiger, nichtrauchender, gläubiger Sportlehrer, der von seiner Frau geliebt und von seinem Chef geschätzt wird."

Der amerikanische Arzt *Paul Dudley White* gab dagegen folgenden Ratschlag: „Ein reicher Mann kann sich einzig und allein durch Bewegung und Enthaltsamkeit bei guter Gesundheit erhalten. Mit anderen Worten: Ein reicher Mann muß so leben, als wäre er arm."

Einer, der die Gefahren der Managerkrankheit ernst nahm, war *Manfred Köhnlechner,* Generalbevollmächtigter des Bertelsmann-Konzern, der seine Spitzenposition aufgab, Heilpraktiker wurde und das Buch „Die Managerdiät" schrieb, in der er u. a. folgende Ratschläge erteilte: „Niemand sollte sich schämen, dick zu sein, aber jeder sollte sich schämen, dick zu bleiben. – Das Ziel ist nicht das Normalgewicht. Das Ziel ist das Idealgewicht, das um zehn Prozent unter dem Normalgewicht liegt. – Wer keine Zeit hat für körperliche Bewegung, hat Zeit zum Kranksein."

Statt gesund zu leben, zogen es die meisten Menschen vor, Pillen zu schlucken: die große Medikamentenwelle setzte ein. *Heinz Erhardt* hat sie in der Schlußzeile eines Spottgedichtes auf die prägnante Formel gebracht: „Des Menschen Pille ist sein Himmelreich!"

Die Pharmaindustrie hatte Hochbetrieb. *Kurt Hansen,* der Generaldirektor der Bayer-Werke, wurde von einem Journalisten gefragt: „Warum veranstalten Sie nicht eine Pressekonferenz, wenn Ihre Chemiker ein neues Produkt erfunden haben?" Hansen fragte zurück: „Möchten Sie jeden Tag auf eine Pressekonferenz gehen?"

Einen originellen Beitrag zum Thema der Medikamentenflut brachte die Wiener Tageszeitung „Kurier" mit einer Meldung am 5. April 1972. Sie lautete: „In Österreich hat sich der Verbrauch von Beruhigungsmitteln in den letzten sechs Jahren verdreifacht.

Den Grund für diese bedenkliche Entwicklung sieht der klinische Pharmakologe der Psychiatrischen Universitätsklinik, Dozent Dr. *Walter Pöldinger,* auch darin, daß die großen psychotherapeutischen Ambulanzen der Vergangenheit, wie beispielsweise die Kaffeehäuser, nach und nach verschwinden. In den Cafés traf man zusammen und erzählte der Freundin bei einem kleinen Braunen alle Probleme."

Gleichsam als Gegenbewegung zur modernen Medikamentenwelle erinnerte man sich in zunehmendem Maße der alten Hausmittel und bewährten Naturheilrezepte. So veröffentlichte das amerikanische Magazin „New Yorker" im Jahre 1975 eine lange Abhandlung über die gesundheitliche Bedeutung des Apfels. Dabei machte es sich die Mühe, die Heilwirkungen aufzuzählen, die man ihm im Laufe der Zeit zugeschrieben hat, und kam dabei auf folgende imposante Liste: Discorides im 6. Jahrhundert meinte, der Apfel helfe gegen Durchfall, Johann von Gaddeston im 14. Jahrhundert empfahl dagegen geröstete Äpfel als Abführmittel, John Gerard im 16. Jahrhundert behauptete, daß der Apfel bei richtiger Anwendung Pockennarben beseitige, „The Queens Closet opened", ein Medizinbuch aus dem 17. Jahrhundert, pries ihn als ein Mittel gegen Tuberkulose, Maria Child vertrat im 19. Jahrhundert im Buch „The American Frugal Housewife" die Ansicht, er sei sowohl gegen rauhen Hals als auch gegen Magenschmerzen gut, Gaylord Hauser empfahl 1950 in seinem Buch „Look Younger, Live Longer" frisch gepreßten Apfelsaft gegen Rheumatismus sowie gegen Gicht, und Kathleen Hunter verschrieb den Apfel 1962 in einem Buch über gesunde Ernährung gegen Blutarmut und Arthritis sowie zur Reinigung des Blutes.

Hand in Hand mit dem steigenden Medikamentenverbrauch ging die zunehmende und nicht immer gerechtfertigte Inanspruchnahme der Ärzte. Ein praktischer Arzt in Worcester, im amerikanischen Bundesstaat Massachusetts, zog daraus die Konsequenz, indem er in seinem Wartezimmer das Schild anbringen ließ: „Die Patienten werden gebeten, keine Krankheitssymptome untereinander auszutauschen, da dadurch die Diagnose erschwert wird."

Die Bereitwilligkeit, mit der die Menschen nach allen Novitäten auf dem Medikamentenmarkt griffen, änderte nichts an der Tatsache, daß sich wirklich bedeutsame Neuerungen in der Medizin wie eh und je nur schwer durchsetzten. Dr. *L. J. Harris* schrieb dazu in seinem Buch „Die Vitamine in Theorie und Praxis": „Jede Entdeckung auf dem Gebiete der Medizin erfolgt in drei Stufen. Wenn man sie bekanntgibt, sagen die Leute: ‚Das ist nicht wahr.' Wenn sich ihnen dann etwas später die Wahrheit aufgedrängt hat, so daß sie sich nicht länger leugnen läßt, sagen sie: ‚Das ist nicht so wichtig.' Wenn schließlich ihre Wichtigkeit genügend zutage tritt, sagen sie: ‚Das ist weiter nichts Neues.'"

Der Nationalökonom *Wilhelm Röpke* hat in einem Vortrag, den er vor einem kleinen Kreis in Wien hielt, die Grenzsituation, in der sich die wissenschaftliche Forschung manchmal bewegt, ebenso anschaulich wie amüsant geschildert. Ein ihm bekannter junger Arzt in Basel war mit einer wissenschaftlichen Arbeit beschäftigt, für die er frische Schweinemilch benötigte. Sie war mitten in der Stadt natürlich nicht leicht aufzutreiben, bis der junge Forscher erfuhr, daß es in der Ökonomie der Baseler Irrenanstalt eine Muttersau gebe. Er setzte sich mit dem Anstalts-

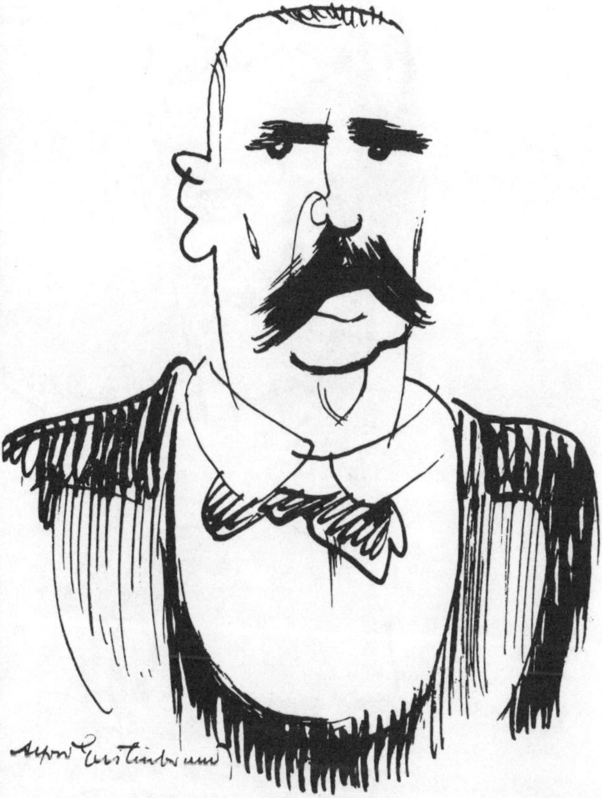

18 *Julius Wagner-Jauregg*

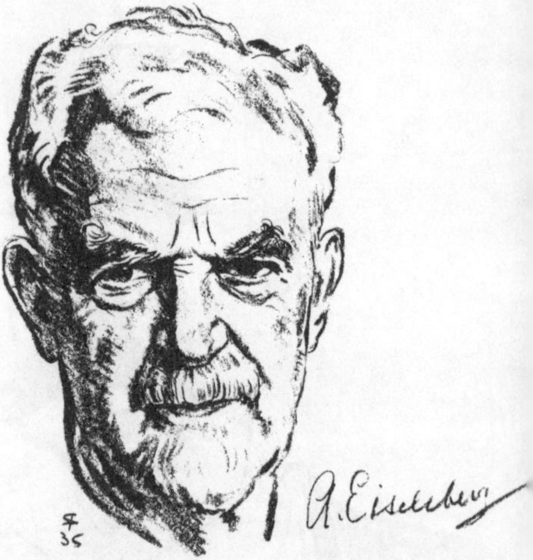

19/20 Oben Anton Eiselsberg; unten Ferdinand Sauerbruch

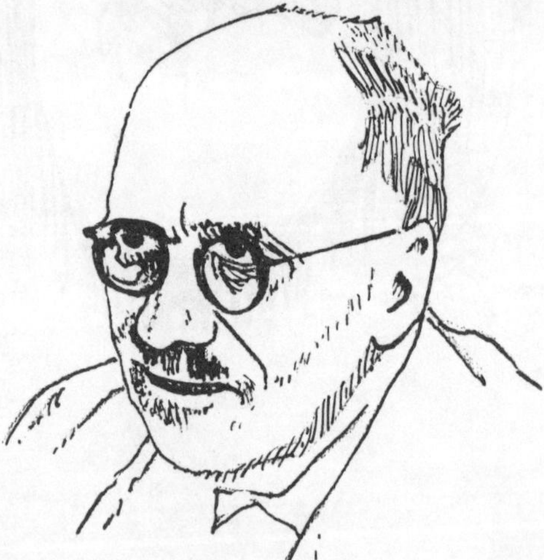

direktor in Verbindung und erhielt die Erlaubnis, dem Tier Milch abzuzapfen; man werde alles Nötige veranlassen. So erschien er am nächsten Tag beim Pförtner der Anstalt und meldete sich mit den Worten: „Ich bin gekommen, das Schwein zu melken." Der Pförtner blickte zunächst verdutzt drein, dann sagte er: „Kommen Sie mit", führte den Ankömmling in ein Zimmer und schloß die Tür. Der junge Arzt wartete eine Zeitlang, bis ihm dämmerte, wofür man ihn hielt: Die Fenster des Raumes waren vergittert und die Tür von innen nicht zu öffnen. Darauf begann er gegen die Türfüllung zu trommeln und zu rufen: „So lassen Sie mich doch heraus, ich bin ja Forscher, ich arbeite wissenschaftlich." Worauf eine Stimme von draußen ertönte: „Ja, ja, das kennen wir, das sagen alle . . ."

Ein Neuerer auf seinem Gebiet war der amerikanische Gynäkologe *William Sweeney*, der die Ansicht vertrat, es sei überflüssig, Frauen vor der Entbindung die Schamhaare zu rasieren. Er machte die Probe aufs Exempel, und es stellten sich keine Komplikationen ein. Trotzdem übten Kollegen an seiner Methode Kritik. Sweeney antwortete ihnen mit einer verblüffenden Frage: „Wenn man Ihnen morgen die Mandeln herausnehmen würde, ließen Sie sich da den Schnurrbart abrasieren?"

Eine medizinische Sensation für die breite Öffentlichkeit war es, als der südafrikanische Chirurg *Christian Barnard* die erste Herztransplantation vornahm. Das verpflanzte Herz stammte vom Opfer eines Verkehrsunfalles; deshalb tauchten bald darauf in den Straßen Kapstadts Schilder mit der Inschrift auf: „Fahrt vorsichtig! Dr. Barnard wartet!"

Nach dem Vorbild des „Car Owner's Manual", das jeder amerikanische Autofahrer kennt, erschien in den Vereinigten Staaten ein „Body Owner's Manual", in dem sich u. a. folgende bemerkenswerte Sätze fanden: „Was wir in diesem Lande brauchen, wäre ein Netz von Gesundheitsstationen, das ebenso dicht und umfangreich sein müßte wie das Netz von Benzinstationen und Autoreparaturwerkstätten. In jeder dieser Gesundheitsstationen müßte es Personal geben, das von der richtigen Ernährung und Behandlung des Körpers genausoviel versteht, wie die Mechaniker von der Pflege und Wartung eines Autos verstehen."

Trotz der modernsten, weitgehend schmerzfreien Behandlungsmethoden hat der Besuch beim Zahnarzt nichts von seinem Schrecken verloren. Dieser Ansicht war jedenfalls offensichtlich die Liga für Verkehrssicherheit des kanadischen Staates Ontario, die eine Informationsbroschüre für Autofahrer mit der Mahnung enden ließ: „Fahre so, als seist du zu früh dran für einen Termin beim Zahnarzt!"

Als Vorbild der medizinischen Betreuung gilt weit über die Grenzen Amerikas hinaus die Mayo-Klinik in Rochester, der „Oberste Gerichtshof für verurteilte Kranke", wie man sie einmal genannt hat. Wie sehr diese, von den Brüdern Charly und Will Mayo um die Jahrhundertwende gegründete Klinik die Stadt Rochester beherrscht, hat einer ihrer Ärzte einmal anschaulich geschildert. „Meine Kinder", sagte er, „sind sechs Jahre alt geworden, bevor sie überhaupt wußten, daß es auch Männer gibt, die nicht mit ‚Herr Doktor' angeredet werden."

Auch die kommunistischen Länder haben ihre Superkliniken. So gibt es in der Nähe von Moskau ein Krankenhaus, in dem Prominente aus allen Staaten des Ostblocks behandelt werden. Der DDR-Dichter *Alexander Twardowski,* der sich zu ihnen zählen darf, hat diese VIP-Klinik einmal mit den Worten charakterisiert: „Das ist Kommunismus für 80 Betten!"

Die einfachen Genossen sind schlechter dran. So brachte das sowjetische Magazin „Krokodil" im Jahre 1963 eine Karikatur, die einen Mann im überfüllten Wartesaal eines Ambulatoriums zeigt. Er ist mit dem Ausfüllen eines Wustes von Dokumenten beschäftigt und fragt einen neben ihm stehenden Arzt: „Genosse Doktor, sagen Sie mir die Wahrheit! Habe ich Hoffnung, bis zum Ende des Fragebogens zu leben?"

In den kommunistischen Ländern sind Ideologie und Wissenschaft untrennbar miteinander verbunden. So wurde auf einem internationalen Chirurgenkongreß in Peking ein junger Mann namens *Wang Cung Po* vorgestellt, dem im Januar 1963 eine Maschine die rechte Hand in der Höhe des Gelenks abgerissen hatte. In einem der städtischen Krankenhäuser von Shanghai gelang es dem diensthabenden Chirurgen, Dr. Chen, in einer siebenstündigen Operation die Hand wieder anzunähen. Wang Cung Po erschien vor den versammelten Chirurgen aus aller Welt, hob den rechten Arm, ballte die Hand zur Faust, öffnete sie wieder und rief: „Unsere sozialistische Gesellschaft hat mir meine rechte Hand wiedergegeben. Ich schwöre, daß ich damit bis an mein Lebensende unser schönes neues Leben verteidigen werde."

Chinesische Ärzte reisten zu Gegenbesuchen ins Ausland. Als eine Delegation aus Peking bayerische Krankenhäuser besuchte, schickte das Sozialministerium in München an die Krankenhausdirektionen folgende Mitteilung: „Soferne während der Besichtigung durch die Delegation aus der Volksrepublik China Getränke gereicht werden, sollte an Stelle des üblichen Kaffees Tee gereicht werden. Dabei ist die Sorte nachrangig, da die Qualität des in China verabreichten Tees ohnehin nicht erreicht wird."

Der Krebsforscher Professor *Shabad* wurde über Sinn und Bedeutung von internationalen Ärztekongressen interviewt. „Natürlich sind sie wertvoll für den Gedankenaustausch und die Vertiefung der Kenntnisse", erklärte er. „Aber wenn ich übermorgen ein wirksames Krebsbekämpfungsmittel finde, werde ich sicher nicht die Menschen drei Jahre weitersterben lassen, damit ich im vierten Jahr einen interessanten Kongreßvortrag halten kann."

Kongresse und Kurse haben auch ihre angenehmen Seiten. So veröffentlichten kürzlich die „Bonner Ärztlichen Nachrichten" folgende Mitteilung: „Die hiesige Bezirksstelle beabsichtigt, Ende September eine Fortbildungsveranstaltung mit beschränkter Teilnehmerzahl über die ‚Medizinische Wirkung und Bedeutung des konzentrierten Alkohols' in Verbindung mit einer Reise nach Cognac durchzuführen."

In der DDR brachte man die Verflechtung von Wissenschaft und Ideologie sichtbar zum Ausdruck, indem man den einleitenden Worten des hippokratischen Eides eine neue Formulierung gab. Sie lautet nun: „In hoher Verpflichtung gegenüber der sozialistischen Gesellschaft und ihren Bürgern, eng verbunden mit der Deutschen Demokratischen Republik, gelobe ich ..."

Allerdings vermag man auch im Ostblock der Medizin eine heitere Seite abzugewinnen. So veröffentlichte einer der führenden Gerichtsmediziner der DDR, Professor Dr. *Otto Prokop,* zusammen mit Professor Dr. *Gerhard Uhlenbruck* unter dem Titel „Über Wissenschaftskriminalität" eine Broschüre, in der sich folgende Feststellungen finden: „Schreibe ab und zu – aber nicht ab und nicht zuviel. – Zitiere deinen Nächsten wie dich selbst. – Reise viel oder habe eigene Ideen. – Wenn eine wissenschaftliche Arbeit abgelehnt wird, so muß das nicht immer an der Arbeit liegen. – Es ist besser, bei wenigen anerkannt, als bei vielen bekannt zu sein. – Man gehört unbestritten zum Durchschnitt, wenn man nicht vom Durchschnitt umstritten ist. – Als Gutachter achte gut, vor allem auf dich selbst."

Medizinische Gutachter stehen vor Gericht manchmal vor sehr schwierigen Aufgaben. Eine der sensationellsten Kriminal- und Gesellschaftsaffären im Italien der fünfziger Jahre war der Fall Wilma Montesi. Das junge Mädchen war tot am Meeresstrand aufgefunden worden; die Leiche war vollständig bekleidet, bis auf Hüftgürtel und Strümpfe, die im Wasser trieben. Bei der Verhandlung gegen die mutmaßlichen Täter ging es vor allem um die Frage, ob es denkbar sei, daß die Wellen Gürtel und Strümpfe vom Leichnam gespült hätten oder ob sie von Menschenhand entfernt worden seien. Als der Vorsitzende den Doyen der italienischen Gerichtsmediziner, Professor *Giorgio Canutto,* einen würdigen alten Herrn mit schlohweißem Haar, dazu befragte, erhielt er zur Antwort: „Hohes Gericht, ich stehe hier als Gerichtsmediziner und nicht als Hüftgürtelexperte. Aber ich erinnere mich aus meiner Jugend, daß es sehr schwierig ist, einen solchen Gürtel zu entfernen."

In Österreich war es in den sechziger Jahren zu der Gründung einer Sigmund-Freud-Gesellschaft gekommen, die eine verdienstvolle Tätigkeit entfaltete. Das Wohnhaus Freuds in der Berggasse in Wien wurde in ein Museum umgewandelt, und auf jenem Hang im Wienerwald, auf dem einst das Schloß Bellevue gestanden war, wurde ein Denkmal errichtet, das als Inschrift das berühmte Zitat aus dem Brief an Fließ trug: „Glaubst Du eigentlich, daß an dem Haus dereinst zu lesen sein wird: Hier enthüllte sich am 24. Juli 1895 dem Dr. Sigmund Freud das Geheimnis des Traumes. – Die Aussichten sind bis jetzt hierfür gering." Bei der Planung des Denkmals hatte es zunächst Schwierigkeiten gegeben, weil die Behörden befürchteten, das Publikum werde die schöne Wiese am Berghang zertrampeln. Der Präsident der Sigmund-Freud-Gesellschaft, Dr. *Harald Leupold-Löwenthal*, erklärte daraufhin: „Vielleicht könnte man das Denkmal in der Fußgängerzone Kärntnerstraße mit der Inschrift aufstellen: ‚Hier enthüllte sich dem Dr. Sigmund Freud das Geheimnis des Traumes nicht.'"

Allen Ehrungen zum Trotz blieben Psychiatrie und Psychoanalyse eine beliebte Zielscheibe für Scherze. So erzählte man, der bekannte Psychiater *Oswald Bumke* habe den Besuch eines seiner ehemaligen Schüler erhalten. „Herr Professor", sagte der junge Arzt, „ich habe seit einigen Jahren meine eigene Praxis, aber mir kommen Zweifel an der Wissenschaft. Würden Sie mir gleichsam zur Selbstprüfung drei Testfragen gestatten?" „Selbstverständlich gerne, junger Freund", antwortete Bumke, „fragen Sie nur." – „Stellen Sie sich bitte zwei weiße Arme vor, die Ihren Hals umschlingen. Woran denken Sie dabei, Herr Professor?" – „An einen Judogriff." –

„Sehr gut! Und wenn ich die Elemente braune Haut, Grazie und Bewegung angebe – was fällt Ihnen dann ein?“ – „Selbstverständlich Ray Sugar Robinson, der braune Bomber.“ – „Wunderbar. Nun noch eine letzte Frage: Ein menschliches Wesen, blond, rosiger Teint, kurzer Rock und dazu eine zarte Melodie – woran denken Sie dabei?“ – „Natürlich an einen schottischen Dudelsackpfeifer.“ – „Herr Professor“, erklärte daraufhin glückstrahlend der junge Arzt, „Sie haben mir das Vertrauen in meine Kenntnisse wiedergegeben. Sie können sich gar nicht vorstellen, was mir meine Patienten auf diese drei einfachen Fragen für Unsinn geantwortet haben.“

Die Psychiater selbst waren sich der Grenzen ihrer Möglichkeiten durchaus bewußt. Als an der Klinik von Professor *Bürger-Prinz* ein Arzt in den Tod gegangen war, wurden seine Kollegen mit der Frage bestürmt, ob sie denn nicht gemerkt hätten, daß der Mann an schweren Depressionen litt. Bürger-Prinz selbst gab darauf die nachdenkliche Antwort: „Ein Psychiater ist unter Psychiatern nicht unbedingt am besten aufgehoben.“

Der amerikanische Psychiater Dr. *Alfred Kinsey* erregte weltweites Aufsehen, als er im Jahre 1948 seine Studie über das sexuelle Verhalten des Mannes veröffentlichte, der 1953 eine analoge Studie über die weibliche Sexualität folgte. Kinsey war ein Fanatiker der Arbeit, der sein Forschungsinstitut kaum verließ, was seine Frau einmal zu der Bemerkung veranlaßte: „Seit sich Alfred mit Sex beschäftigt, sehe ich ihn kaum eine Nacht mehr.“

Ohne sich auf statistische Erhebungen oder Befragungen zu stützen, sondern aus seiner „ärztlichen

Erfahrung, die ja in Hunderte von Ehen sieht", schrieb *Gottfried Benn* am 5. März 1949 an Erich Reiß: „Die menschliche Bindung an die Gattin lähmt das Gemeine, Niedrige, Kriminelle, das jedem echten Koitus für den Mann zugrunde liegt, er wird impotent, aber diese Impotenz in der Ehe ist eine Ovation für die Ehepartnerin als Mensch. Ich habe daher schon oft gedacht, Frauen müßten Kaninchen sein, dann wären sie anders organisiert wie wir, wüßten nicht, was wir denken und tun, sie könnten in der Bettstelle schlafen, unten an den Füßen, sie sind ja reizende Hasen, die Kaninchen – mit ihren weichen wellenförmigen Bewegungen haben sie geradezu etwas Mystisches, ich finde sie die apartesten Tiere –, und alles wäre in Ordnung. Leider aber sind sie keine Kaninchen, sondern eine Art Menschen, wenigstens in Europa und in den USA."

Noch weit höhere Auflagen als Dr. Kinsey mit den nach ihm benannten Reports erzielte Dr. *Benjamin Spock* mit seinen Büchern über Babypflege. Spock verdankte seine Popularität vor allem der schlichten, meist humorvollen Art, Probleme zu schildern und damit den jungen Frauen Vertrauen einzuflößen. In der Diskussion nach einem seiner zahlreichen Vorträge wurde er von einer werdenden Mutter gefragt: „Herr Doktor, was ist eigentlich die beste Art, eine Windel zu falten?" „Junge Frau", antwortete Spock, „das hängt einerseits von der Größe des Babys und andererseits von der Größe der Windel ab."

Das rapide Anwachsen der Weltbevölkerung und die Unmöglichkeit, sie ausreichend zu ernähren, machten Familienplanung und Geburtenverhütung zu zentralen Themen der Menschheit. Als eine englische Zeitung *Arthur Cronin*, der wie so viele Schriftsteller ursprünglich Arzt gewesen war, dazu befragte, antwortete er: „Von mir dürfen Sie keine objektive Antwort erwarten. Ich bin gegen jede Art von Geburtenregelung, denn ich war das fünfte Kind in meiner Familie.“

Als in Frankreich zur Diskussion stand, ob die Anti-Babypille im Rahmen des staatlichen Sozialversicherungssystems gratis abzugeben sei, entschied General *de Gaulle:* „Wir bezahlen ihnen ja auch nicht die Kino- und Theaterkarten, weshalb sollen wir ihnen dann dieses Vergnügen bezahlen!?!“

Probleme und Methoden der Geburtenverhütung waren eine unerschöpfliche Quelle für professionelle Unterhalter. So formulierte *Robert Lembke* kurz und prägnant: „Pille – der einzige runde Gegenstand, der aneckt. – Nein – orales Verhütungsmittel. – Knaus-Ogino – die Erfinder des humanisierten russischen Roulettes.“

In vielen Staaten kam es auch zur Freigabe der Abtreibung. In Österreich, wo im Gegensatz zur Bundesrepublik Deutschland das einschlägige Gesetz von den Verfassungsrichtern nicht aufgehoben wurde, gab es dennoch bei seiner Anwendung Schwierigkeiten. Als ein Vertreter des Nachrichtenmagazins „Spiegel“ dazu ein Mitglied der österreichischen Bundesregierung befragte, bekam er zur Antwort: „Daß der Staat die Abtreibung freigegeben hat, verpflichtet ihn keineswegs zur Durchführung. Welchem Homosexuellen würde es einfallen, aus der Straffreiheit der gleichgeschlechtlichen Liebe zu folgern, der Staat müsse ihm einen Freund bereitstellen?“

Eine Darstellung des medizinischen Metiers wäre ganz und gar unvollständig, wollte man nicht die

Frauen der Ärzte und ihr oft gar nicht leichtes Los erwähnen. Dazu gibt es eine aus Frankreich stammende charakteristische Geschichte: Ein praktischer Arzt, der Nacht für Nacht durch Telefonanrufe von Patienten geweckt worden war, möchte sich endlich einmal ausschlafen und sagt am Abend zu seiner Frau, sie möge jedem Anrufer erklären, er sei verreist. Prompt läutet in der Nacht das Telefon, die Frau hebt ab, es meldet sich ein Patient, und sie gibt die verabredete Erklärung ab – ihr Mann sei leider verreist. Doch der Patient läßt sich nicht abweisen; schildert seine Beschwerden so anschaulich und bittet so eindringlich um Rat, daß sich die Frau schließlich erweichen läßt, bei ihrem neben ihr liegenden Mann flüsternd Auskunft einholt und sie weitergibt. Das geht so einige Male hin und her, bis der Patient am anderen Ende der Leitung schließlich sagt: „Frau Doktor, ich danke Ihnen vielmals für Ihre Hilfe. Jetzt hätte ich am Schluß nur noch eine Frage: Bitte, ist das auch ein guter Arzt, der neben Ihnen im Bett liegt?“

Wie nahe diese Geschichte der Wirklichkeit kommt, bewies ein Preisausschreiben des französischen Blattes „Quotidien du Medicin“ über den besten Bericht aus dem Leben einer Ärztefrau. Die Preisträgerin, Mme. *Cazaly*, hatte geschrieben: „Ein Patient hat mir einmal gesagt: ‚Wir haben Vertrauen in Sie, Frau Doktor. Nachdem Sie mit einem Arzt schlafen, sind Sie ja selbst so etwas wie eine halbe Ärztin.‘“

Die Erkenntnis der zunehmenden Bedeutung der medizinischen Versorgung der Bevölkerung führte dazu, daß in einer Reihe von Staaten eigene Gesundheitsministerien geschaffen wurden. Die Chefs dieser neuen Ressorts hatten es nicht leicht. Einerseits wachten die bereits bestehenden Ministerien und Krankenversicherungseinrichtungen eifersüchtig über ihren Einflußbereich und waren nicht bereit, Kompetenzen abzugeben, andererseits war es aber auch schwer, für die neuen, zusätzlichen Aufgaben der Gesundheitsministerien praktikable legistische Formulierungen zu finden. In Österreich wurde ein Ministerium für Gesundheit und Umweltschutz geschaffen, mit dessen Leitung eine Ärztin, die Primaria Doktor *Ingrid Leodolter,* betraut wurde. Kaum hatte sie ihr Amt angetreten, erzählte man folgenden Scherz: „Im Ministerium für Gesundheit und Umweltschutz treffen einander zwei Beamte im Aufzug. Klagt der eine: ‚Im Umweltschutz kann ja nix weitergehen. Die Leodolter hat so wenig Kompetenzen, daß sie praktisch nichts unternehmen kann.' Darauf der andere neidvoll: ‚Hast du ein Glück. Bei uns in der Gesundheit unternimmt sie was.'"

Eine der Aufgaben, die das neugeschaffene Ministerium in Angriff nahm, war die Herausgabe einer Raucherfibel zur Eindämmung des Nikotinmißbrauchs. Als man den österreichischen Innen- und späteren Landesverteidigungsminister, *Otto Rösch,* einen passionierten Pfeifenraucher, fragte, was er mit der Broschüre gemacht habe, die ihm seine Kabinettskollegin überreicht hatte, antwortete er: „I hab s' einem Raucher g'schenkt."

Noch drastischer äußerte sich der ehemalige Finanzminister, Klubobmann der ÖVP und nachmalige Nationalbankpräsident *Stephan Koren,* ein Kettenraucher. Er erklärte: „Schundliteratur les' ich nicht!"

Die Überfüllung der deutschen Hochschulen machte die Einführung eines Numerus clausus notwendig.

Nur wer einen exzellenten Notendurchschnitt aufzuweisen hatte, konnte damit rechnen, zum Medizinstudium zugelassen zu werden. Die Fragwürdigkeit solcher Maßnahmen machte der „Spiegel" offenbar, als er ein Zeugnis des Realgymnasiasten *Ferdinand Sauerbruch* abdruckte, das der große Chirurg in seinen Memoiren wiedergegeben hatte. Es lautete: „Betragen: Gut. Aufmerksamkeit, Religionslehre, Geschichte, Zeichnen, Singen und Turnen: Genügend. Fleiß: Nicht überall ausreichend. Deutsch, Lateinisch, Französisch, Englisch, Geographie, Naturbeschreibung, Geometrie und Arithmetik: Mangelhaft. Klassenplatz Nr. 50 unter 51 Schülern."

Bald darauf veröffentlichte der „Spiegel" unter dem Titel „221× Trost aus Wuppertal" folgendes Schreiben des Pressereferats der Stadt Wuppertal: „Als ‚Trost für geplagte Eltern' gaben wir in einem Leserbrief den Tip: ‚Spiegel'-Lesern schicken wir auf Wunsch gern dieses Sauerbruch-Zeugnis, Postkarte genügt! Vielleicht interessiert es Sie, daß sich bis heute bei uns 221 ‚Spiegel'-Leser gemeldet haben, denen wir das Sauerbruch-Zeugnis übermittelten."

Der gesellschaftliche Wandel, die Umwertung der Werte, das Verlangen nach Veränderung und die Absage an die Autorität haben zusammen mit vielen anderen Phänomenen unserer Zeit auch vor dem ärztlichen Beruf nicht haltgemacht. Im Jahre 1956 brachte der damals noch existierende „Simplicissimus" unter dem Titel „Drei Generationen" eine bezeichnende Doppelkarikatur. Das erste Bild zeigte einen Vater, der mit seinem Sohn spricht, und folgenden Text: „1926. Mein Sohn, ich bin zwar bloß ein einfacher Hilfsarbeiter, aber du sollst es einmal besser haben als ich – ich laß dich Arzt werden!" Die zweite Zeichnung zeigte den inzwischen zum Vater herangewachsenen Knaben, der seinerseits mit seinem Sohn spricht, und dazu den Text: „1956. Mein Sohn, ich bin zwar bloß ein einfacher Arzt, aber du sollst es einmal besser haben als ich – ich laß dich Hilfsarbeiter werden!"

Auf der gleichen Linie liegt ein Scherz, den *Fritz Muliar* in einer seiner sonntäglichen Kolumnen in der Wiener „AZ" wiedergab: Eine ältere Dame läßt einen Installateur kommen, weil ihre Wasserleitung tropft. Der Mann behebt den Schaden und legt auch gleich die Rechnung vor: 704 Schilling. Als die Dame über die Höhe des Betrages entsetzt ist, schlüsselt er ihn auf: „4 Schilling für die Dichtung, 400 Schilling für die Montagestunde und 300 Schilling für die Fahrtstunde." „Aber das ist ja mehr, als mein Augenarzt verlangt", sagt die Dame darauf. „Weiß ich, gnä Frau, weiß ich", erwidert der Installateur, „ich war ja früher selber Augenarzt."

Und auf dem Land stellte man schon seit langem folgende Scherzfrage: „Vor dem Dorfgasthaus stehen 100 Mercedes und ein Volkswagen. Was ist das? Richtige Antwort: Eine Bauernversammlung, an der der Gemeindearzt teilnimmt."

Es gab auch konträre Ansichten. So veröffentlichte „Readers Digest" folgenden Beitrag eines Lesers: „Meine Großmutter, die sich den Film ‚Doktor Schiwago' ansehen wollte, traute ihren Augen nicht, als sie an der Kinokasse die Eintrittspreise sah. ‚Du liebe Zeit', sagte sie zu der Kartenverkäuferin, ‚ist der denn Facharzt?'"

Ein anderer Aspekt des Gesundheitswesens der Gegenwart ist der Gegensatz zwischen Privatpatienten und Kassenpatienten. Nicht immer drückt er sich so harmlos aus wie in dem folgenden Scherz: Ein Mann namens Schmidt kommt zu seinem Arzt und ersucht ihn um eine möglichst angenehme Abmagerungskur. „Das ist ganz einfach", sagt der Arzt, „hier haben Sie zwanzig Tabletten. Nehmen Sie zwanzig Tage hindurch jeweils eine Tablette am Abend vor dem Schlafengehen." Der Patient befolgt den Rat und träumt zwanzig Nächte hintereinander, daß er als Schiffbrüchiger auf einer verlassenen Südseeinsel hinter einer Schar leichtbekleideter, bildhübscher junger Mädchen einherrennt. Am Morgen wacht er jeweils erschöpft und schweißgebadet auf, doch der Erfolg stellt sich ein: In zwanzig Tagen hat er zehn Kilo abgenommen. Begeistert erzählt er davon einem Freund, der daraufhin ebenfalls zum Arzt geht und sich zwanzig Tabletten verschreiben läßt. Er träumt aber Nacht für Nacht, daß er auf der Südseeinsel von einer Horde wilder Eingeborener verfolgt wird. Zwar wacht auch er schweißgebadet auf und hat am Ende zehn Kilo abgenommen, doch geht er am Ende der Kur zum Arzt, um sich über die unterschiedliche Behandlung zu beschweren. „Der Unterschied ist leicht erklärbar", belehrte ihn der Arzt. „Ihr Freund, der Herr Schmidt, ist Privatpatient!"

Es gibt einen Scherz über Ärztehonorare, der bereits in die Grenzbereiche des surrealen Witzes vorstößt. Ein berühmter Ohrenarzt sitzt bei einem Abendessen neben einer Dame. Als sich im Verlaufe der Konversation herausstellt, daß er offensichtlich ein wenig schwerhörig ist, sagt die Dame schelmisch: „Herr Professor, warum behandeln Sie sich eigentlich nicht einmal selbst?" Worauf der berühmte Mann leicht zerstreut antwortet: „Zu teuer, meine Gnädigste, viel zu teuer . . .!"

Die Ärzteschaft sah sich mit einem neuen Phänomen konfrontiert, dem sogenannten „kritischen Patienten". Allein im amerikanischen Bundesstaat Kalifornien verurteilten die Gerichte im Jahre 1974 Ärzte in 30 Fällen zu Ersatzzahlungen an Patienten in der Höhe von umgerechnet mehr als 700.000 Mark. Viele amerikanische Mediziner reagierten darauf, indem sie in ihrem Wartezimmer ein Schild mit der Inschrift anbrachten: „Wenn Sie krank sind, gehen Sie doch gleich zu Ihrem Rechtsanwalt!"

Der amerikanische Chirurg *Edgar Berman*, medizinischer Berater des Weißen Hauses und des State Department, spottete in seinem Buch „Das goldene Hörrohr" über diese Zustände: „Aus dem hippokratischen ist ein hypokritischer Eid geworden: ‚Ich schwöre bei Midas und meiner Kunstfehler-Versicherung . . .'"

An Selbstkritik in ironischer und lächelnder Form hat es bei intelligenten Ärzten nie gefehlt. Es gibt kaum einen Mediziner, der nicht schon in seiner Studienzeit das Sprüchlein gelernt hätte: „Der Internist weiß alles und kann nichts, der Chirurg kann alles und weiß nichts, und der Pathologe weiß alles und kann alles, aber leider zu spät."

Dagegen die Definition des Hautarztes: „Aus zwei Gründen ist er am besten dran: 1. Er wird nie bei Nacht geweckt. 2. Es stirbt ihm kaum je ein Patient, dafür bleiben ihm aber viele ein Leben lang erhalten."

Ein sehr differenziertes Urteil über die ärztliche Kunst stammt von *Martin Buber*. Der greise Religionsphilosoph saß im Jahre 1962 mit seinem Freund, dem aus Wien gebürtigen Arzt Fritz Brunn, auf der Terrasse des Kurhauses Sonnmatt in der Schweiz und meditierte: „Es gibt zwei Arten von Ärzten: Die Tennisspieler und die Billardspieler. Der Tennisspieler sieht den Ball auf sich zufliegen, und wenn er ein Könner ist, weiß er instinktiv, wie er ihn zurückschlagen muß. Der Billardspieler blickt dagegen die Kugel von allen Seiten an und überlegt zwei- bis dreimal, ehe er sie stößt." Buber machte eine kleine Pause und sagte dann: „Ich habe mein Leben lang die Tennisspieler unter den Ärzten bevorzugt."

Die bekannte Schauspielerin *Hildegard Knef* hatte in ihrem Buch „Das Urteil" schonungslos ihre eigene Krankengeschichte geschildert und war dabei auch mit den Ärzten ins Gericht gegangen. In einem Interview erklärte sie dazu: „Jeder andere Beruf muß sich schon eine Kritik in der Öffentlichkeit gefallen lassen. Aber Ärzte, im Grunde genommen waren das immer Engel, die ihre Flügel in der Reinigung hatten . . ."

Verständlich, daß sich die Mediziner zur Wehr setzten. So erschien im „Deutschen Ärzteblatt" das folgende Inserat: „Kollege sucht für Publikation von Kollegen aller Fachrichtungen – vom Medizinalassistenten bis zum Chefarzt, wie allen Niedergelassenen – Material über kostspieliges Fehlverhalten von Kassenpatienten. (Beispiel: Chefarzt einer nuklearmedizin. Abt. berichtet, daß nur jeder 2. ambulant bestellte Patient zur Untersuchung erscheint und somit teures, vorbereitetes radioaktives Material mit einer sehr kurzen Halbwertzeit vernichtet werden muß.)"

Es gibt Ärzte, die von vornherein nicht mit dem Dank von Patienten rechnen können. Der Salzburger Pathologe Dozent Dr. *Gerhard Sorgo* stieß nach der Durchsteigung der Dirndl-Südwand auf eine Gruppe von Touristen, die auf dem Normalweg zum Dachstein unterwegs waren und von denen eben einer in eine Gletscherspalte gestürzt war. Er barg mit seinen Freunden den Verunglückten aus der Spalte, untersuchte ihn, stellte zwei gebrochene Rippen fest und übergab ihn schließlich dessen Begleitern, die in gebührender Entfernung von der Spalte zugesehen hatten. „Bedanken hätt' sich der Mann schon können", meinte einer der Freunde, während sie die Seile aufrollten. Worauf Sorgo erwiderte: „Ich bin Pathologe. Da ist man gewöhnt, daß sich niemand bedankt."

Ein Mitteilungsblatt für amerikanische Ärzte veröffentlichte eine Karikatur, die einen Arzt zeigte, der, über den Operationstisch gebeugt, zu seinen Kollegen sagt: „Meine Herren, es wird Sie interessieren zu erfahren, daß unser Patient der Verfasser des bekannten Bestsellers ‚Alle Ärzte sind Quacksalber' ist . . ."

Es gab auch versöhnlichere Stimmen. Niemand hat den ärztlichen Beruf mit mehr Liebe und Verständnis geschildert als *Eugen Roth* in seinem Buch „Der Wunderdoktor", in dem er unter dem lapidaren Titel „Einsicht" reimte:

„Der Kranke traut nur widerwillig
dem Arzt, der's schmerzlos macht und billig.
Laßt nie den alten Grundsatz rosten:
Es muß a) wehtun, b)was kosten."

Der französische Arzt *Julien Besançon* hat in seinem Buch „La pie borgne" folgende Selbsteinschätzung seines Berufes gegeben: „Arzt sein, das heißt manchmal mit 39 Grad Fieber von Wohnung zu Wohnung zu gehen, um Leute zu besuchen, die viel weniger vergrippt sind als man selbst."

Der amerikanische Schriftsteller *Walter Boughton Pitkin* ist zu folgendem Urteil gelangt: „Ein Landarzt bedarf größerer Intelligenz, um seine Arbeit einigermaßen zufriedenstellend auszuführen, als die fünfzig größten Industriellen der Welt benötigen."

Und der Medizinhistoriker *Henry Sigerist* trifft in seinem Buch „Berühmte Ärzte" die zeitlos gültige Feststellung: „Bach und Mozart wären tot ohne den Künstler, der ihre Melodien immer wieder zum Erklingen bringt. Pasteur und Koch hätten umsonst gelebt ohne den praktischen Arzt, der ihre Lehren befolgt und sie erst wirksam macht. Es sind nicht so sehr die großen Gelehrten, die den Gesundheitszustand einer Bevölkerung bestimmen, als vielmehr das Heer der praktischen Ärzte, die, über das ganze Land zerstreut, dem Kranken zur Seite stehen . . ."

Meditationen über die Mediziner

oder

DAS LETZTE WORT HAT IMMER DER PATIENT

Ein Arzt, der nie selbst krank war, ist kein guter Arzt. *Konfuzius*

*

Es gibt eigentlich nichts Lächerlicheres als einen Arzt, der nicht an Altersschwäche stirbt. *Voltaire*

*

Niemand macht eine reichere Undankserntc als der Arzt. Heilt er einen Patienten, so schiebt's der Freigeist auf seine starke Natur, der Religiöse auf den Beistand des Himmels; stirbt ihm aber ein Patient, dann geben alle Parteien immer nur dem Doktor die Schuld. *Johann Nestroy*

*

Gibt es nur wenige gute Ärzte, so gibt es noch weniger gute Leidende. *Clemens Wenzel Metternich*

*

Krankheit verschafft Befriedigungen, die es dem Kranken oft verwehren, gesund zu werden.
Nathalie Sarraute

Wäre ich Mediziner, würde ich jedem Patienten, der seine Arbeit für bedeutend hält, sofort Urlaub verschreiben. *Bertrand Russell*

*

Ein Psychiater ist ein Mensch, der in die Folies Bergères geht, um die Zuschauer zu betrachten.

Jean Rigaux

*

Psychopathen bauen Luftschlösser, Neurotiker bewohnen sie, und die Psychiater kassieren die Miete.

Danny Kaye

*

Ein praktischer Arzt ist ein Arzt, der eine reiche Patientin heiratet. *Rudi Klausnitzer*

*

Manche Frauen haben zwei Ärzte: zu dem älteren gehen sie, wenn sie krank sind; zu dem jüngeren, wenn ihnen etwas fehlt. *Ralph Boller*

*

Ich habe nie begriffen, warum Ärzte auf Bakterien losgehen, schließlich leben sie ja von ihnen.

Peter Tomlinson

*

Ein Arzt kann sich irren, doch nicht ein Chromosom.

Carl Zuckmayer

*

Die Chirurgen sind wie die Staatsmänner – ihre Irrtümer sind tödlich. *François Mauriac*

*

Ein Chirurg ist ein Mensch, der das Leben eines anderen Menschen teuer verkauft. *Albert Willemetz*

Gott heilt. Der Arzt kassiert. *Benjamin Franklin*

*

Das Morphium wurde erfunden, damit die Ärzte ruhiger schlafen. *Jean Rostand*

*

Wenn man sieht, was die Medizin heute fertigbringt, fragt man sich unwillkürlich: Wieviele Etagen hat der Tod? *Jean-Paul Sartre*

*

Auch das Gesicht des Arztes muß eine unleserliche Schrift sein, nicht nur sein Rezept. *Karl Kraus*

*

Die Medizin ist eine Kunst, keine Wissenschaft.
Bernard Shaw

Bildnachweis

1 Gerard van Swieten. Stich nach einer Zeichnung von P. Fendi 1825. ÖNB
2 Louis Philipp bei Gall. Charivari 1832
3 Joseph Skoda. Lithographie von August Prinzhofer 1847. ÖNB
4 Ferdinand Hebra. Lithographie von Adolf Dauthage 1860. ÖNB
5 Rokitansky verläßt die Alma mater. Karikatur von F. v. Laci. ÖNB
6 Rudolf Virchow. Lithographie von Fr. Hecht
7 Koch bringt den Spaltpilzen die reine Kultur bei. Karikatur in „Lustige Blätter" um 1900
8 Emil Behring mit seinen immunisierten Kühen. Zeitgenössische Karikatur
9 Theodor Billroth. Radierung von L. Michalek. ÖNB
10 Röntgen, eine Durch-Leuchte der Wissenschaft. Zeichnung von W. A. Wellmer in „Lustige Blätter"
11 Bergmann mit der Menschen-Nähmaschine. Zeichnung von W. A. Wellmer in „Lustige Blätter"
12 Hermann Nothnagel an der Himmelstür. Zeitgenössische Karikatur. ÖNB
13 Julius Tandler. Karikatur von Alfred Gerstenbrand in „Wiener Köpfe in der Karikatur", Damenspende zum Concordia-Ball 1928
14 Viktor Adler zum 60. Geburtstag. Zeichnung in einer Wiener Zeitung. ÖNB
15 Adolf Lorenz. Zeichnung von Robert Fuchs 1937. ÖNB
16 Arthur Schnitzler. Zeichnung von Carl Hollitzer in „Wiener Köpfe", op. cit.
17 Siegmund Freud. Zeichnung von Alfred Gerstenbrand in „Wiener Köpfe", op. cit.
18 Julius Wagner-Jauregg. Zeichnung von Alfred Gerstenbrand in „Wiener Köpfe", op. cit.
19 Anton Eiselsberg. Robert Fuchs 1935. ÖNB
20 Ferdinand Sauerbruch. Zeichnung von Willy Bahner

ÖNB = Österreichische Nationalbibliothek, Wien

Inhaltsverzeichnis

Sie werden also geloben,

erstens dieser Universität, in der Sie den höchsten Grad der Medizin erlangt haben, dauernd ein treues Angedenken zu bewahren und ihre Aufgaben und Ziele nach Kräften zu unterstützen;

sodann die Würde, die ich Ihnen zu verleihen habe, rein und unversehrt zu bewahren und niemals durch üble Sitten oder Schande im Leben zu beflecken;

schließlich die Kenntnis, die Sie jetzt beherrschen, durch eigenen Fleiß zu pflegen und insbesondere durch alle Fortschritte, welche diese Kunst im Laufe der Zeit machen wird, zu erweitern, Ihre Übung und Ihr Können zum Wohl und Gedeihen der Menschen geflissentlich zu verwenden, endlich alle Pflichten, die dem rechten Arzte obliegen, mit der gleichen Menschlichkeit gegen alle auszuüben:

dies werden Sie aufrichtig geloben und versprechen.

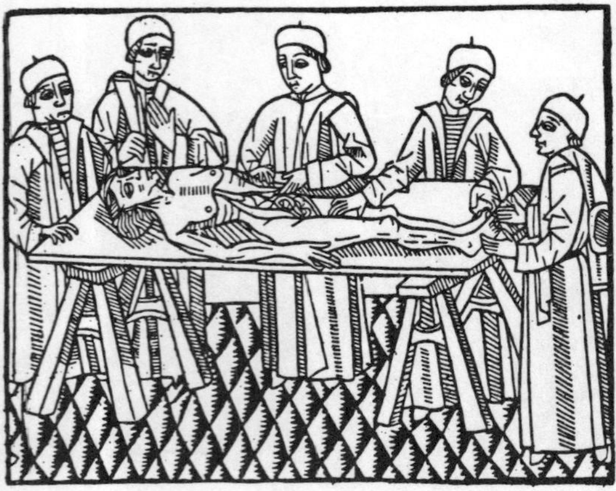